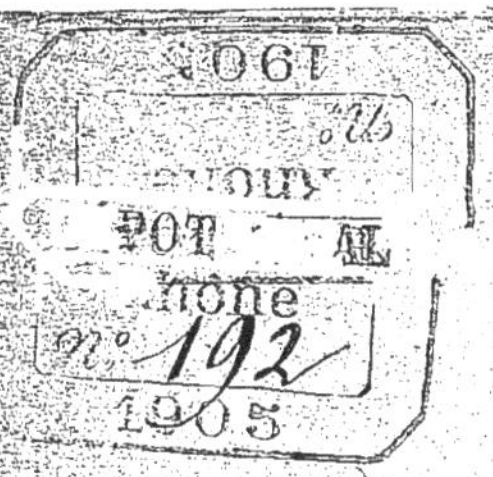

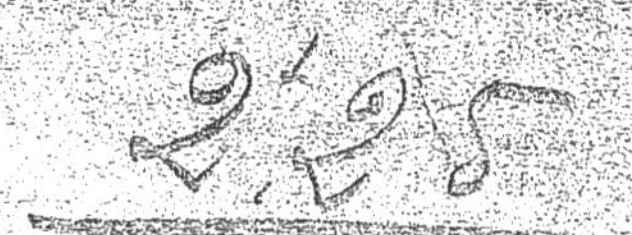

Docteur Paul VILLARD

Médecin Stagiaire au Val-de-Grâce

Du Myome malin de l'utérus

LYON. — IMP. A. REY

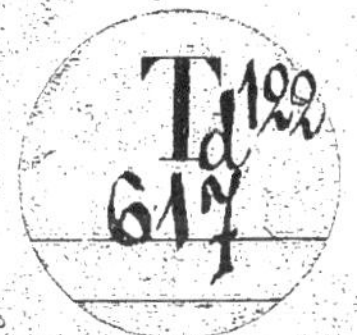

DU

MYOME MALIN DE L'UTÉRUS

DU

MYOME MALIN DE L'UTÉRUS

PAR

Le Dr Paul VILLARD
Médecin Stagiaire au Val-de-Grâce.

LYON
A. REY & Cie, IMPRIMEURS-ÉDITEURS DE L'UNIVERSITE
4, RUE GENTIL, 4

1905

A LA MÉMOIRE DE MON PÈRE

A MA MÈRE

Je dédie ces quelques pages comme un faible témoignage de ma profonde affection et de ma sincère reconnaissance.

A MES PARENTS

A MES AMIS

A mon Président de Thèse :

M. LE PROFESSEUR FABRE

Professeur de Clinique Obstétricale, Accoucheur des Hôpitaux.

A M. LE PROFESSEUR AGRÉGÉ AUGUSTE POLLOSSON

Professeur de Clinique gynécologique,
Chirurgien-Major de la Charité.

A MONSIEUR LE DOCTEUR VIOLET

Moniteur de Clinique gynécologique.

A MES MAITRES

AVANT-PROPOS

L'étude du myome malin est de date récente ; c'est la doctrine de la spécificité cellulaire, bien établie par M. Bard, qui a permis de concevoir la possibilité d'un cancer à éléments musculaires lisses, d'un léiomyome malin.

Depuis le mémoire fondamental de MM. Paviot et Bérard, en 1897, cette étude en France a seulement été reprise en général par MM. Devic et Gallavardin à propos d'un organe bien pauvre en tissu musculaire lisse, la peau.

Nous avons cru intéressant, à propos de deux malades récemment observées à la clinique gynécologique de la Charité, de reprendre la question du myome malin du viscère qui est le type de l'organe musculaire lisse, en nous servant concurremment des données de la clinique et de l'anatomie pathologique.

Dans un premier chapitre, nous définirons notre sujet ; 2° nous donnerons l'exposé des observations publiées ou inédites de myome malin certain ou probable, entrant dans le cadre que nous avons tracé, et 3° nous en étudierons l'anatomie pathologique ; 4° l'étiologie ; 5° la description clinique d'ensemble ; 6° le diagnostic ; 7° le pronostic et le traitement.

Mais avant d'entrer dans notre sujet, nous tenons à

exprimer nos remerciements à M. le professeur agrégé, M. Pollosson, pour le haut et intéressant enseignement clinique qu'il nous a donné et le bienveillant accueil qu'il nous a toujours réservé dans son service de la Charité.

M. le professeur Fabre, nous fait le grand honneur de présider notre thèse ; nous le prions de croire à notre respectueuse reconnaissance.

Tous nos remerciements vont également à M. le Dr Violet, moniteur de clinique gynécologique, qui a bien voulu nous confier ce sujet, pour l'obligeance constante qu'il a témoignée à notre égard et les conseils qu'il nous a toujours prodigués pour notre éducation clinique et l'exécution de ce travail.

DU

MYOME MALIN DE L'UTÉRUS

CHAPITRE PREMIER

INTRODUCTION ET DÉLIMITATION DU SUJET

Les myomes utérins sont généralement considérés comme des tumeurs bénignes, ne pouvant mettre en danger la vie des malades que par leur grand développement et les accidents qui peuvent en résulter : phénomènes de compression, hémorragies, gangrène, infection, etc. Mais l'évolution n'est pas toujours aussi favorable et on peut voir une néoproduction musculaire de l'utérus primitivement bénigne prendre au cours de son développement les caractères de la malignité sans changer de nature. Cette notion de la spécificité cellulaire, due à M. Bard, a été démontrée pour le muscle lisse par MM. Paviot et Bérard. L'individualité histologique du léiomyome malin ressort nettement de leur étude et, si elle a longtemps été méconnue, c'est que les tumeurs dont nous entreprenons l'étude étaient rangées jusqu'alors dans le vaste cadre des sarcomes.

Si l'on recherche dans les différents auteurs le sens

attribué au terme de sarcome, on trouve la plus grande confusion. On a groupé, en effet, sous ce nom les productions les plus diverses quant à leur origine, quant à leur aspect, peut-être même quant à leur nature. Ce sont tantôt des néoplasies épithéliales, telles que sarcome de la muqueuse utérine, sarcome du testicule, de l'ovaire, tantôt des tumeurs conjonctives, osseuses, cartilagineuses, sur la nature desquelles on n'est pas encore bien fixé. Au point de vue clinique, le mot de sarcome sert généralement à désigner les tumeurs particulièrement malignes et à évolution rapide. Au point de vue anatomique, nous pouvons résumer avec M. Bard les opinions souvent très différentes en disant qu'au nom de sarcome répondent toutes les tumeurs « embryonnaires », quelle qu'en soit l'origine ; et on admet que plus l'élément cellulaire est jeune, plus l'évolution est rapide et la tumeur maligne ; ce fait est d'ailleurs contestable, comme le montreront nos observations.

La conception du sarcome, qui a pour base l'origine connective univoque pour toutes les tumeurs admises par Virchow, et l'indifférence cellulaire, semble aujourd'hui ruinée par les travaux de M. Bard sur la spécificité cellulaire. Nous en trouvons la confirmation dans le fait que le tissu musculaire lisse, comme le tissu épithélial, peut présenter tantôt des tumeurs malignes typiques, et dont la constitution se rapproche beaucoup de celle du muscle normal, tantôt des tumeurs atypiques et des formes intermédiaires. Cette propriété lui est encore contestée par les classiques.

Depuis longtemps déjà, on sait qu'au cours de l'évolution bénigne d'un myome utérin, on peut voir apparaître les symptômes de la malignité. On dit que le myome a « dégénéré », entendant par là qu'il est devenu le siège soit d'un cancer musculaire lisse, soit de tumeurs surajoutées conjonctives ou épithéliales (greffe d'un épithélioma sur un myome, métastase d'un cancer d'un autre organe). C'est une dénomination qu'il faut proscrire ; le terme de dégénérescence a aujourd'hui un sens précis et est réservé aux « altérations cellulaires qui s'accompagnent de modifications pathologiques du protoplasma lui-même » (Bard).

Ces prétendues « dégénérescences » malignes n'ont, d'ailleurs, d'autre importance que celles de tumeurs secondaires absolument indépendantes du myome sur lequel elles se développent, et il n'y a entre l'un et l'autre qu'un rapport de concomitance ; nous n'avons donc pas à nous en occuper.

Il importe maintenant de définir ce que nous entendons par myome malin et d'indiquer les caractères qui nous serviront à délimiter notre sujet.

La plupart des auteurs se fondent pour proclamer la malignité d'un myome sur la rapidité du développement, mais surtout sur les caractères anatomiques.

Les uns attribuent une grande importance à la présence de figures de karyokinèse dans les fibres-cellules. Mme Ulesko-Stroganowa s'attache à démontrer que dans les cas qu'elle a pu observer de myomes cliniquement malins, on retrouve constamment le caractère de la division cellulaire indirecte. Morpurgo insiste également beaucoup sur la division cellulaire directe ou indirecte dans le myome malin.

Nous ne croyons pas que ce soit une preuve de malignité ; car la karyokinèse, qui se retrouve dans les tissus les plus normaux et manque dans la plupart des tumeurs malignes, est considérée par M. Tripier comme le signe de la mort cellulaire et non comme l'indice de la prolifération.

Quelle est la valeur des points myxoïdes et des cavités kystiques ? Ces formations, dont nous verrons plus loin l'origine, sont toujours considérées, et à juste titre, comme l'indice d'un développement rapide. Mais si on s'en tient à ces seuls caractères, il est difficile d'établir une limite entre les tumeurs bénignes et malignes du muscle lisse. Dans de nombreux myomes bénins, en effet, on trouve des points myxoïdes et des cavités kystiques plus ou moins développés. M. Tripier nous enseigne que dans tout myome en voie d'accroissement et d'un certain volume, on trouve ces points myxoïdes ; et M. Pilliet, en s'appuyant sur ces caractères, considère comme très fréquents les « fibromes devenus sarcomateux ».

« Si on examine avec soin les fibromes qu'enlèvent les chirurgiens, c'est-à-dire ceux qui, par leurs symptômes de douleurs, d'hémorragie, d'accroissement rapide, indiquent l'opération, on trouve souvent dans un fibrome d'apparence normale des points sarcomateux disposés autour des vaisseaux de la tumeur. Si cette notion n'est pas encore établie, c'est que le sarcome des fibro-myomes utérins, qui est bien net au point de vue histologique, présente une évolution plutôt bénigne. »

C'est également l'impression qui nous reste de l'étude comparée des observations de « sarcomes » et de « fibromes » que nous avons pu lire. Il est souvent difficile d'établir entre elles une différence d'après les caractères anatomiques ou cliniques.

Enfin, nous ajouterons que l'on a pu observer des points myxoïdes dans des myomes ayant subi au centre la transformation calcaire, preuve manifeste d'un arrêt définitif dans leur développement.

La signification exacte de ces tumeurs à points myxoïdes ne sera complètement élucidée qu'après une longue étude fondée sur un contrôle exact des données cliniques par l'anatomie pathologique.

Que faut-il penser de la valeur de l'ascite au point de vue de la malignité des tumeurs utérines ? Il est certain que les cas d'ascite dans les myomes utérins à évolution rapide, dans les grosses tumeurs de la matrice, ne sont pas rares. Ce sont alors ordinairement des tumeurs très vascularisées, ayant eu un développement rapide. Nous les trouvons signalées par les classiques Cruveilhier, Sébileau, etc. Tout récemment, MM. Delore et Leriche en ont publié une observation nouvelle.

Il est fort à croire que chez ces malades survivant à l'opération ou à leurs phénomènes de compression, la métastase pourrait être découverte à la nécropsie.

Dans nos observations I et II de myome malin, il y avait en effet de l'ascite. M. A. Pollosson pense qu'il convient de distinguer dans la production de ces ascites : des ascites mécaniques et des ascites d'origine réactionnelle irritative. Ainsi, au cours d'un certain nombre de césariennes qu'il a faites, M. le professeur A. Pollosson a trouvé une petite quantité de liquide péritonéal. Mais il croit aussi que, dans les grosses tumeurs utérines, l'ascite n'a pas la même origine et a une toute autre valeur pronostique.

Voici trois cas que nous rapportons au milieu de plusieurs autres que nous ne nous sommes point proposé de rechercher, parce qu'ils sortent un peu de notre sujet, mais que nous trouvons dans le cours des interventions pour fibromes dans cette dernière année :

Observation Inédite

(Service de M. le Professeur A. Pollosson.)

Marie D..., cultivatrice, soixante ans, mariée depuis trente et un ans. Mère vivante (quatre-vingt-sept ans). Père mort à quatre-vingts ans. Un frère bien portant. Une sœur bien portante (aurait eu une affection utérine de nature indéterminée).

Réglée à vingt ans, toujours régulièrement, mariée à vingt-neuf ans. Deux grossesses, la première normale à terme (une fille morte à treize mois). Jamais malade; ménopause à cinquante-six ans. La malade a présenté, vers l'âge de quarante-cinq ans, une augmentation progressive des règles, quelques douleurs abdominales et d'abondantes métrorragies. Elle perdait, disait-elle, toutes les trois semaines. Un médecin ayant diagnostiqué une douleur fibreuse, elle fut traitée dans le service du professeur Laroyenne ; il semble qu'on lui ait seulement fait un curetage, suivi de cautérisation. Elle n'a jamais été endormie. Les métrorragies ont persisté très abondantes jusqu'à l'âge de cinquante-six ans, où elles ont disparu. La malade ne peut dire si, au toucher ou au palper, on avait perçu de grosses modifications du côté de son fibrome. Elle en indique approximativement le siège au-dessus du pubis. Elle insiste sur les pertes blanches extrêmement abondantes qu'elle présentait. Il a dû s'agir de tumeur volumineuse, car, pendant près de cinq ans, la malade avait un gros œdème des membres inférieurs; œdème qui remontait, à ses dires, parfois jusqu'à l'ombilic.

Affection actuelle. — Depuis quatre mois, la malade n'avait pas souffert. L'abdomen a commencé à grossir en mars. Pendant tout l'hiver, la malade a eu de vagues douleurs abdominales. L'augmentation a été progressive. Les troubles fonctionnels ont toujours été peu marqués, car la malade n'a jamais gardé le lit : essoufflement léger, jamais d'œdème des jambes. Les seuls troubles signalés par la malade sont l'augmentation de volume de l'abdomen, la gêne à la marche, les douleurs occasionnées par les secousses pendant la marche; enfin, la soif très vive qu'elle avait au début.

Actuellement, amaigrissement considérable, ascite volumineuse (92 centimètres de tour maximum), masses arrondies, lisses, grosses comme un poing, perceptibles à la hauteur de la ceinture pelvienne, mobiles et de consistance fibromateuse.

Au toucher, l'utérus n'est pas perceptible dans la totalité, mais on sent dans le cul-de-sac de Douglas, sur les côtés de l'utérus, en avant dans le cul-de-sac vésico-utérin, des masses grosses comme des noix, dures, mobiles, nettement sous-péritonéales.

Laparotomie. — Ecoulement d'une grande quantité de liquide ascitique, jaune foncé, un peu trouble. De toutes parts, sous le péritoine, on sent des masses dures qui, au toucher et à la vue, rappellent des fibromes. On draine la plaie abdominale avec un gros drain et des mèches.

4 septembre. — L'état de la malade s'est maintenu très mauvais depuis l'intervention. Reproduction de l'épanchement (ponction de 4 litres d'ascite sanguinolente). Part cachectique : œdème des jambes, inappétence, asthénie, etc., mourante.

Observation Inédite

(Service de M. le professeur A. Pollosson.)

A..., réglée à quatorze ans, toujours bien réglée. L'affection actuelle remonte en mars 1902. A ce moment, la malade, faisant un effort pour tousser, sentit une douleur de « forçure », de tiraillement au-dessus de l'ombilic. Immédiatement, elle sentit une masse de la grosseur d'une mandarine, qui disparaissait lorsqu'elle était couchée. Depuis, le ventre a augmenté de volume, sans provoquer de douleurs à la malade.

Abdomen volumineux, fort saillant en avant, fluctuant, mat dans les flancs. La matité se déplace avec les changements de position. Tension de l'abdomen plus marquée dans les flancs. Eventration para-ombilicale, par où sort une hernie sous la peau. Le contenu de cette hernie est réductible, il contient des masses épiploïques. Utérus très mobile. On ne sent rien dans les culs-de-sac. A droite comme à gauche, on perçoit des masses solides donnant la sensation nette de ballottement.

Laparotomie. — Issue d'une grande quantité de liquide ascitique. On tombe sur une tumeur solide, adhérente à l'épiploon par plusieurs points. Au niveau de ces adhérences, cet épiploon est parcouru par de grosses veines du calibre d'une plume d'oie, paraissant artérialisées. Libération de ces adhérences entre deux pinces. La tumeur est à mesure mise hors de l'abdomen. Elle fait partie de l'utérus. Les annexes sont sains de chaque côté. La tumeur est formée par un fibrome pédiculé, du volume d'une tête humaine, de consistance fibreuse, deux masses de même nature du volume du poing ; une dernière masse, moitié solide, moitié kystique, déplaçant plus de 3 litres d'eau. Comme on est pressé, on place une ligature élastique sur le pédicule de la tumeur, on sectionne au-dessus; drainage vaginal, Mickulicz abdominal.

Omphalectomie.

Mort.

OBSERVATION

(Delore et Leriche, *Gazette des hôpitaux*, 28 mai 1903.)

Marie B..., quarante-sept ans, ménagère, entrée salle Sainte-Anne, 6 octobre 1902, service de M. le professeur Poncet.

Pas d'antécédents. Trois enfants, pas de fausses couches. Réglée régulièrement, peu abondamment autrefois. Pas de métrorragie entre les règles, pas de traumatisme.

Il y a trois ans que le ventre s'est mis à grossir ; deux mois après qu'elle s'en est aperçue, le Dr Jamin lui dit qu'elle avait un fibrome. Depuis lors, accroissement progressif du ventre, devenu tellement énorme que deux ponctions furent faites, de 11 et de 13 litres de liquide citrin. Après la ponction, on sent une volumineuse tumeur.

Actuellement, malade très amaigrie, pâle, dyspnéique, faible, avec œdème des membres inférieurs. Abdomen énorme (135 centimètres de circonférence maxima), ascite considérable, tendue, empêchant la palpation profonde. Cependant, en refoulant le liquide, on arrive à sentir la tumeur dure par places.

Au toucher vaginal, culs-de-sac distendus par du liquide. Prolapsus génital.

Le 7 octobre, laparotomie sous-ombilicale par M. Delore. Issue de 25 litres de liquide d'ascite. Tumeur énorme, développée aux dépens du fond utérin, adhérente à la paroi antérieure de l'abdomen. Agrandissement de l'incision au-dessus de l'ombilic. On libère la tumeur et on la luxe au dehors. Section des deux pédicules qui retiennent la tumeur au plancher pelvien, au niveau des ligaments larges. Ablation de la tumeur. Hémostase. Mickulicz. Omphalectomie. Suture.

Tumeur fibreuse kystique, fluctuante, pesant 15 kilogrammes.

Suites opératoires simples. Le septième jour, on enlève le Mickulicz en laissant un drain dans le petit bassin. Collection dans le Douglas.

Colpotomie le 27 octobre. Guérison avec fistulette abdominale.

Revue le 8 janvier excellent état général, pas d'ascite.

21 mars. — Même état.

L'ascite peut donc accompagner les tumeurs musculaires malignes de l'utérus, mais ce n'est pas nécessairement un signe de malignité.

Nous n'avons, pour affirmer la mauvaise nature des myomes utérins, que deux caractères tardifs communs à tous les cancers, récidive et généralisation.

Gusserow déjà définissait de la façon suivante le sarcome de l'utérus : « Des noyaux qui se développent sur des fibromes s'établissent à leur place après extirpation facile ou difficile et récidivent soit lentement, soit rapidement ou se portent sur les autres organes. » Actuellement, M. le professeur Tripier applique au myome malin la même définition : « Ce n'est que lorsqu'ils récidivent après leur ablation ou qu'ils envahissent d'autres organes rapprochés ou éloignés qu'ils sont véritablement considérés comme des tumeurs malignes, puisqu'elles se comportent comme telles. » Ces deux caractères fondamentaux, la récidive ou la métastase, qui sont accordés d'une façon générale au cancer épithélial, nous semblent devoir être applicables également au cancer musculaire lisse et ainsi tombe d'elle-même l'objection de M. Pilliet : « D'après une communication faite par M. Bérard à la Société des sciences médicales de Lyon, on devrait donner à ces formes ou à d'autres comparables que MM. Tripier et Bard ont observées, le nom de cancer musculaire lisse. Sans tenir à un nom plutôt qu'à un autre, il est bon de faire remarquer qu'il n'y a pas place pour le mot de cancer dans la classification actuelle des tumeurs. Si on le prend dans son ancien sens de tumeur maligne, il faut montrer des cas de propagation, de généralisation et de récidives locales des tumeurs internes composées de fibres musculaires lisses. » Tel est précisément le but de notre étude.

C'est pourquoi nous ne ferons pas entrer dans notre cadre les cinq observations de MM. Paviot et Bérard, où les symptômes de malignité se sont bornés à l'accroissement rapide avec mauvais état général, à la mollesse de la tumeur et aux points myxoïdes ou kystiques, suivis de guérison après l'ablation. Il en est de même des myomes kystiques de Druon ou du cancer difluent de M. Condamin, qui ne sont que des variétés de myomes à points myxoïdes. Nous ne nions pas que ce soient là des formations malignes, des tumeurs en voie de dégénérescence, comme diraient les anciens auteurs, mais elles n'ont pas encore fait la preuve de leur malignité.

La démonstration de la malignité de certains myomes par la récidive ou la métastase a déjà été faite pour différents organes.

MM. Gouilloud et Molard ont publié en 1889 une observation d'un myome de la tunique musculeuse de l'estomac, ayant envahi le grand épiploon. Plus probante encore est l'observation de Brodowski où la tumeur née dans la grande courbure de l'estomac donne dans le foie plusieurs noyaux secondaires dont l'examen histologique montre la nature musculaire lisse.

Dans la peau, le léiomyome malin a été étudié par MM. Devic et Gallavardin en 1901. Chez un des malades de M. Vallas, dont ils rapportent l'observation, on voit un myome de la paroi thoracique récidivant cinq fois à des intervalles de trois à six mois. Chez l'autre, un myome de la face postérieure de la cuisse, ayant nécessité trois fois l'excision, se reproduisit jusqu'au moment où on pratiqua l'amputation du membre.

Dans l'observation de M. Devic, il y a des métastases s'étendant à tous les organes : rein, foie, poumon, pancréas, corps thyroïde et provenant d'un myome de la fosse iliaque externe. Dans le cas de Reboul, signalé par Hanot et Gilbert, un myome de la partie postéro-externe du coude resté stationnaire pendant huit ans prend tout à coup un développement rapide et donne dans le foie une métastase cliniquement visible ; à l'autopsie, on trouve des tumeurs secondaires dans tous les organes : cœur, péricarde, plèvre, poumons, œsophage, estomac, intestin, foie, pancréas, rate, péritoine, tissu cellulaire sous-péritonéal, reins, vessie, testicules, côtes, ganglions lymphatiques. L'examen histologique dans tous ces cas a montré qu'il s'agissait de noyaux constitués par du tissu musculaire lisse.

MM. Devic et Gallavardin qui, dans le précédent mémoire, signalaient la présence possible de myomes malins de l'utérus, ont ajouté en 1904, à leur contribution, une observation de cancer musculaire utérin. Mais ils considèrent cette tumeur comme une rareté, dont les exemples peuvent « se compter sur les doigts d'une seule main ». Tout en admettant qu'il s'agisse là d'une tumeur rare, eu égard au grand nombre des myomes, nous ne croyons pas qu'elle soit aussi exceptionnelle que le veulent ces auteurs.

Ils reconnaissent qu'il est quelquefois difficile de distinguer l'origine de la tumeur dans les organes du petit bassin, et l'observation publiée en 1898 par MM. Gangolphe et Duplan en fait foi. Nous la signalons cependant parmi les cas de myomes malins utérins, mais en la tenant pour douteuse.

Nous devons, pour terminer cette revue rapide de ce qui a été publié en France sur la question du myome, signaler l'article consacré au myome dans le récent traité de M. le professeur Tripier.

En Allemagne, déjà en 1894, Witridge Williams et, en 1895, Pick essayèrent de démontrer la transformation possible du tissu musculaire utérin en tissu sarcomateux. Morpurgo, en 1895, considérait même comme « malin », mais en ajoutant l'épithète de sarcomateux, un myome qui avait donné des noyaux métastatiques dans l'intestin, où le tissu musculaire lisse se retrouvait avec ses caractères essentiels.

En 1901 paraît le travail de Martuy sur le myome malin de l'utérus. Après avoir énuméré et classé les différentes tumeurs malignes qui peuvent se développer sur un myome au cours de son évolution et décrites jusqu'alors comme sarcomes, il envisage la question du cancer musculaire utérin primitif, signalé par les auteurs précédents et ajoute une observation inédite que nous donnerons dans le chapitre suivant.

En 1903, Mme Ulesko-Stroganowa rapporte une communication faite en 1901 à la Société de gynécologie de Saint-Pétersbourg. Elle rappelle les travaux antérieurs et, parmi les sarcomes, ainsi que MM. Paviot et Bérard, elle considère comme étant manifestement des myomes malins les descriptions de Klebs, de Birch-Hirschfeld, dans leur manuel d'anatomie pathologique, et l'observation de Krische.

Toutes ces différentes publications encore rares ont trait au myome malin ; mais si, en vertu du principe que nous avons énoncé au début, nous recherchons ce qui a été écrit sur le sarcome de la paroi utérine, nous ne tardons pas à nous convaincre qu'il ne s'agit pas d'autre chose que de myomes à points myxoïdes et de myomes malins, tels que nous les concevons. Nous renvoyons pour la description et la bibliographie du sarcome aux excellents articles de Gebhardt sur le myome, et de Gessner sur le sarcome utérin, dans le *Traité de gynécologie* de Veit. Mais de toutes ces observations, nous ne retiendrons que celles qui présentent les deux caractères indéniables et certains de la malignité : récidive et généralisation.

CHAPITRE II

OBSERVATIONS

Dans ce chapitre, nous passerons d'abord en revue les observations publiées sous le titre de myome malin, en y ajoutant deux observations inédites de la clinique gynécologique de M. le professeur Pollosson. Puis, dans une seconde partie, nous signalerons les cas de « sarcome » qui, par leurs caractères anatomiques et cliniques, nous semblent devoir être rapprochés des précédentes et considérées également comme des cancers musculaires lisses. Dans cette même classe, nous ferons entrer quelques observations de ces productions décrites par les Anglais sous le nom de « recurrent fibroïd » ou myomes récidivants.

A. — Myomes malins.

OBSERVATION I (inédite).

(Service de M. le Professeur A. Pollosson.)

Marguerite T..., soixante-neuf ans, ménagère, mariée à vingt-huit ans.

Mère morte d'affection hépatique avec ascite à soixante-treize ans. Père mort à soixante-quatorze ans d'affection pulmonaire. Une sœur bien portante.

Réglée à douze ou treize ans, toujours bien réglée (durée,

trois jours), tous les mois, sans douleurs. Cinq grossesses, toutes à terme. Trois enfants morts dans la première enfance. La malade a été opérée par M. Fochier il y a sept ans, à l'âge de soixante-deux ans, d'un fibrome de 17 livres. (On n'a pas pu trouver l'ancienne observation chez M. Fochier). Elle le portait depuis une vingtaine d'années, sans avoir jamais eu de métrorragies ou de pertes anormales ; ses règles s'étaient arrêtées vers l'âge de cinquante ans. La malade ne s'était décidée à l'intervention que parce que, jusque là bien portante, elle s'était mise à souffrir et à maigrir. La malade ne fit qu'un séjour d'une quinzaine de jours à la Charité et partit guérie; elle n'a gardé que peu de temps la ceinture qu'on lui avait donnée, bien qu'il semble s'être agi d'une hystérectomie abdominale subtotale à pédicule externe ; la malade se rappelle qu'on lui a enlevé des broches. Pendant les premières années qui ont suivi l'intervention, la malade s'est très bien portée. Elle accomplissait sans peine un travail pénible.

L'affection actuelle a débuté cet hiver. La malade, ayant fait un séjour à l'Hôtel-Dieu (affection cornéenne), a été prise d'accidents pulmonaires ayant persisté deux mois (janvier et février 1904), immédiatement après lesquels les phénomènes abdominaux se sont manifestés. Au début, phénomènes douloureux vagues, lancées, frissons, malaise abdominal, puis la cicatrice est devenue le siège de démangeaisons assez marquées au voisinage de l'ombilic ; peu à peu, l'abdomen s'est mis à augmenter de volume, progressivement, sans à coups, mais d'une façon continue. Il semble que l'accroissement se soit accéléré dans les dernières semaines. La malade a été vue par plusieurs médecins. Dès le début, l'un d'eux a diagnostiqué un fibrome gros comme un poing ; d'autres ont pensé à une affection hépatique. La malade s'est décidée à entrer en raison des faits suivants :

a) L'augmentation marquée du volume de l'abdomen.

b) La gêne, pas très marquée, cependant, qui en résulte ; la malade grimpe assez allègrement les escaliers.

c) Des troubles de la miction : la malade urine *un bol* seulement par jour ; ses urines sont claires et ne contiennent rien d'anormal.

d) La gêne de la défécation qui est un peu douloureuse, quelques douleurs dans le fondement. La malade déclare formellement n'avoir pas maigri; elle ne souffre pas du ventre et n'a jamais présenté, en dehors des troubles progressifs signalés, d'accidents ou de complications brusques.

A l'examen, marche fortement renversée en arrière, ventre très volumineux, pointant et pendant en avant (112 centimètres de tour maximum). La cicatrice ancienne s'étend sur une longueur d'une vingtaine de centimètres. A la place de l'ombilic, elle est légèrement déprimée. La peau est adhérente, rouge et prurigineuse. Au-dessus de l'ombilic, éventration légère. Sur les flancs, vergetures larges et étendues. Le palper montre l'abdomen occupé par une masse très volumineuse, qui remonte jusqu'au triangle sous-sternal en haut, jusqu'aux fausses côtes latéralement, et occupe toute la fosse lombaire gauche. Cette masse est mate elle est limitée dans le triangle sous-sternal sur le bord des fausses côtes par une zone de sonorité viscérale. Cette sonorité, plus nette le long du rebord costal droit, est absolue dans la fosse lombaire droite. A gauche, la tumeur paraît remplir cette dernière région. Cette masse est d'une résistance molle, pas de bosselures, pas de masses kystiques appréciables, pas de fluctuation ou de vibration à la chiquenaude. Il semble cependant qu'on ait du liquide dans le flanc et la fosse iliaque gauche et, enfin, entre l'ombilic et le pubis. Il ne semble du reste pas s'agir à ce niveau de liquide collecté sous tension. En un seul point, dans la région de l'ombilic, gâteau grand et épais comme une paume de main, nettement adhérent à la paroi, dur, un peu douloureux, dépendant de la masse qui remplit le reste de l'abdomen.

Le palper n'est pas douloureux, sauf un peu au niveau de l'ombilic et dans le flanc gauche. Le toucher montre un moignon de col extrêmement petit et peu reconnaissable, nullement adhérent, en apparence, à la mase abdominale mobile. Culs-de-sac vaginaux souples, bombant vers le vagin refoulé par du liquide (très net quand la malade tousse). Au travers des culs-de-sac et de la couche liquide il semble qu'on perçoive des masses molles, kystiques, arrondies, sous tension, non douloureuses.

Pas d'œdème des jambes, rien du côté des autres viscères (au cœur, premier bruit claquant, retentissement du deuxième bruit, artères dures).

Intervention. — Laparotomie sous-ombilicale: ligne d'incision unique jusqu'au-dessous de l'ombilic, où elle se dédouble pour circonscrire la zone adhérente à l'ombilic. A l'incision du péritoine, il s'écoule un peu d'ascite. On tombe sur une masse solide, régulière, adhérente à la paroi abdominale du côté droit. Cette tumeur plonge dans le bassin, remonte dans la portion supérieure de l'abdomen jusqu'à l'épigastre. Par cette simple exploration, il est difficile de se rendre compte de son point d'insertion. On prolonge l'incision dans la zone sus-ombilicale jusqu'à l'appendice xiphoïde. Quelques anses intestinales gênantes sont maintenues. Dès lors, on peut contourner le pôle supérieur de la tumeur. Chemin faisant, on libère l'épiploon adhérent à la tumeur sur une large étendue. Cet épiploon est parcouru par de grosses veines bleuâtres, artérialisées. Les adhérences épiploïques sont sectionnées entre deux pinces. Plusieurs anses intestinales grêles adhérentes sont libérées à droite et à gauche. Pendant ces manœuvres d'extraction de la tumeur, une poche kystique contenant environ 3/4 de litre de liquide est crevée.

Peu après, la tumeur se dégage et, après avoir libéré toutes les adhérences épiploïques intestinales, la tumeur ne paraît plus avoir de connexion qu'avec la paroi abdominale antérieure au niveau de la cicatrice et dans sa portion droite. Hémostase rapide, ligatures à la soie fine. On aperçoit alors le moignon utérin au fond du pelvis, sur lequel on croit reconnaître une formation cicatricielle.

Les deux ovaires petits, scléreux, sont nettement visibles et intacts. En haut, on cherche à se repérer. On ne trouve nulle part d'insertion véritable de la tumeur. On éponge le sang, le liquide ascitique et celui qu'a laissé la rupture de la portion kystique de la tumeur. En position inclinée, on reconnaît, au niveau de la région splénique, une autre tumeur du volume de deux poings, implantée sur le péritoine et finement pédiculée. Continuant cette même exploration, on trouve encore deux petites tumeurs lisses, irrégulières, chacune du volume d'une figue, appendues au même pédicule. Au niveau de la lèvre droite de la paroi abdomiale, on trouve encore, adhérente au péritoine, une petite masse arrondie, lisse, du volume d'une amande.

Au niveau de deux portions d'intestin dont on vient de détacher la tumeur et qui continuent un peu à suinter, on met un petit Mickulicz avec deux petites mèches. Ce drainage permettra l'écoulement du liquide ascitique restant. Suture de la paroi : péritoine, aponévrose. On laisse la peau à pannicule adipeux assez développé sans suture.

Description de la pièce. — La portion principale présente la forme d'un cube un peu irrégulier de 45 centimètres de long sur 38 centimètres de large et 13 centimètres de haut. Sur une de ses faces, on aperçoit l'épiploon tendu comme un réseau à sa surface et dont les mailles ont conservé toute leur finesse. En d'autres points, reliant les saillies de la tumeur entre elles, et passant de l'une à l'autre, on voit de très gros vaiseeaux veineux. Cette tumeur est mamelonnée. Toutefois, les masses ne sont pas indépendantes les unes des autres, comme dans certains myomes de l'utérus, formés de nodules concentriques, ayant chacun leur capsule propre. Ici, rien de semblable, il n'existe pas de capsule véritable pour l'ensemble de la tumeur. Chacune de ces lobulations correspond à des saillies irrégulières de la tumeur principale et ne répond nullement à la saillie de différents myomes juxtaposés. D'autre part, si on pratique une coupe au niveau d'un de ces pseudolobes, on s'aperçoit que la tumeur n'est pas formée par des strates concentriques, mais par un tissu de consistance et de structure nullement homogènes. En effet, on peut voir à l'œil nu, en examinant la structure de cette tumeur, des trousseaux de fibres dont la nature ne peut être définie, disposés dans le sens de la surface, séparés par un tissu moux, gélatineux, pseudo-myxomateux, dont la pression fait sortir du liquide.

Les trousseaux fibreux qui, dans le tiers superficiel ont une disposition horizontale, prennent au centre un aspect irrégulier, oblique, franchement perpendiculaire, en tourbillons. Dans le centre, la structure est plus dense, moins myxoïde.

Le couleur est blanc mat, avec un semis de points hémorragiques.

Coupée sur d'autres points, la tumeur présente toujours à peu près la même structure.

Aux deux angles symétriques opposés, on trouve deux portions kystiques, du volume, l'une d'une tête d'adulte, et contenant environ 1 litre de liquide (poche crevée au cours de l'opération), l'autre plus petite du volume d'un poing.

Sur cette tumeur se trouvent insérées une foule de petites vésicules de différents volumes, allant de celui d'une figue à celui d'une baie de groseille, et dont la couleur va du brun foncé au blanc nacré, en passant par toutes les gammes de roses et de jaunes. Leur paroi hyaline, transparente, donne à ces vésicules une sensation mollasse. Ce ne sont point des productions adventices développées dans l'épiploon, qui en est totalement dépourvu, elles sont implantées sur la tumeur, laquelle détermine à leur niveau, pour leur implantation, comme un bourgeon destiné à leur servir de pédicule. Certaines d'entre elles ressemblent à de grosses figus mures.

La coupe de ces vésicules montre les unes d'une couleur blanchâtre, contenant un liquide clair, et, sur la face interne de leurs parois, des débris mollasses ; les autres, d'une couleur plus foncée, ayant sur la face interne de leur paroi des végétations ayant la même consistance mollasse et rappelant du frai de poisson.

Poids, 29 livres.

Tumeur enlevée au niveau d ela région splénique, du volume de deux poings, bosselée, irrégulière, poussant des prolongements ressemblant à des rhizomes de graminées (la comparaison est d'autant plus juste que l'extrémité libre de ces plolongements est ordinairement continuée par un filament épiploïque dans lequel on voit courir un fin vaisseau.

La portion principale, du volume du poing, est constituée par un seul noyau, qui présente à la coupe la structure suivante. Une zone périphérique de 1 centimètre d'épaisseur, d'aspect myxomateux, mollasse, gélatineux, à la pression duquel on fait sourdre du sang et du liquide gélatineux. Le centre a une structure de plus en plus dense de la périphérie vers la profondeur.

A l'œil nu, on distingue dans cette portion des trousseaux fibreux, s'entrecroisant dans toutes les directions, coupés en long, en travers. Sur une des pointes, existe une saillie en forme de teton, qui est le point d'insertion de la tumeur sur le péritoine.

Examen histologique. — *a)* Morceau de la petite tumeur pédiculée développée sur le péritoine pariétal. — On aperçoit à la coupe des volutes de fibres musculaires lisses, coupées les unes en long, les autres en travers. Ce sont comme des courants changeant brusquement de direction, se divisant, s'éparpillant, se confondant avec d'autres qui viennent les renforcer et enserrer dans leurs mailles irrégulières des trousseaux coupés en travers de volume très varible, rappelant tout à fait l'aspect des sarcomes fuso-cellulaires.

A un fort grossissement, on distingue très nettement le noyau en forme de bâtonnet, quoique moins bien formé que dans les fibres adultes, entouré de son fuseau qui prend bien l'éosine.

b) Morceau prélevé sur la tumeur principale. — Plus ramolli. Ici, on trouve les mêmes volutes, mais moins denses et, en d'autres points, des cellules isolées baignant dans des espaces anhistes, ne prenant pas les colorants.

c) Examen de la paroi d'un pseudokyste. A ce niveau, la structure myomateuse est aussi nette sur la surface, on ne relève aucune surface endothéliale.

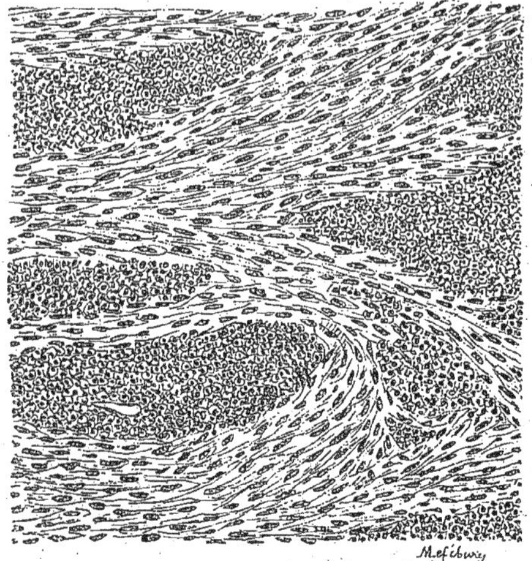

FIG. 1. — Fragment *a)* portion dure.

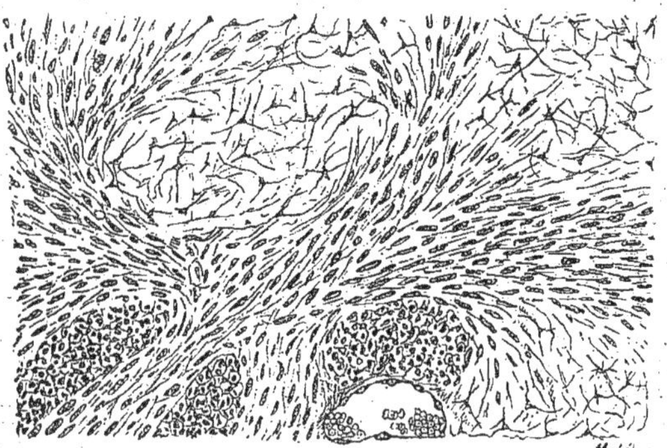

FG. 2. — Fragment *b)* points myxoïdes

d) Examen d'une vésicule. Le morceau prélevé tardivement n'a pas encore été examiné.

OBSERVATION II (inédite).

(Service de M. le professeur A. Pollosson.)

B..., Marie, soixante-deux ans, entre à l'hôpital pour métrorragies et douleurs abdominales. Quatre enfants, le plus jeune âgé de vingt-cinq ans. Réglée régulièrement depuis l'âge de onze ans. Ménopause à environ quarante ans. Les règles ont toujours été abondantes.

L'affection aurait débuté il y a environ trois ou quatre mois, par des pertes blanches. Il y a un mois, apparaissent des métrorragies, qui ont duré jusqu'à ces derniers jours; en même temps, quelques douleurs abdominales, et la malade s'aperçoit que son ventre grossit, d'abord à gauche, puis partout. Amaigrissement considérable, diminution de l'appétit, bonnes digestions, pas de constipation. Pas de douleurs de la miction.

A son entrée dans le service, femme très maigre presque cachectique. Abdomen volumineux, irrégulier, faisant, à sa partie antérieure, une saillie médiane. Un peu d'ascite perçue par choc en retour. On sent de volumineuses masses dures occupant toute la partie inférieure de l'abdomen et se continuant à gauche, presque sous le diaphragme. Il existe, en effet, dans l'hypochondre gauche, une volumineuse tumeur présentant les mêmes caractères que les autres, peu mobile.

Au toucher vaginal, col en arrière. Les impulsions aux masses abdominales sont perçues au niveau du col, mais très mal, et ne permettent pas de dire que la tumeur appartient à l'utérus.

Diagnostic. — A cause des pertes utérines survenues récemment, on pense à quelque chose de génital. De plus, la tumeur inférieure se transmet nettement au col utérin. S'agit-il d'un fibrome avec néoplasme de la cavité ? S'agit-il uniquement d'un néoplasme utérin ayant déterminé de la réaction ascitique ? Les deux hypothèses sont vraisemblables. Si la dernière était la vraie, il faudrait considérer la tumeur supérieure comme une tumeur de généralisation dans l'épiploon ou bien comme une tumeur de l'ovaire surajoutée. Toutefois, M. Pollosson pense que la tumeur supérieure peut être en connexion avec la tumeur inférieure par un pédicule passant au-dessous de l'intestin, qui donne cette sonorité en avant. De plus, contre l'hypothèse d'un cancer formant à lui seul la tumeur, il y a l'état général de la malade, qui paraît moins grave, moins cachectique que ne le comporterait cette hypothèse.

Ces deux faits : état général de la malade et possibilité des deux tumeurs unies au-dessous de l'intestin, légitiment une laparotomie exploratrice.

Intervention le 26 novembre. Incision du pubis à l'ombilic. Il s'écoule un peu de liquide ascitique. M. le professeur Pollosson explore d'abord la tumeur inférieure, constate qu'elle est arrondie, lisse, ressemblant à un fibrome utérin, sauf à sa surface quelques noyaux arrondis, plus pâles, apparaissant comme des taches et pouvant correspondre à des noyaux plus malins. En explorant le pôle supérieur de cette tumeur, on sent immédiatement un pédicule gros comme le cou d'un enfant, unissant la tumeur inférieure à la tumeur supérieure; d'autre part, la tumeur supérieure est reconnue constituée par une masse unique et non pas par des noyaux de généralisation réunis les uns aux autres. L'incision est agrandie jusqu'à l'appendice xyphoïde. On voit que la tumeur s'engage sous le côlon transverse et l'épiploon rétracté ; cette adhérence n'empêche pas un paquet d'anses grêles venues du côté droit de flotter au-devant des tumeurs. On procède alors au décollement de la tumeur supérieure, on libère sa face antérieure d'avec l'épiploon et le côlon transverse et on déchire, dans ce travail, des adhérences molles, mais assez vasculaires et saignant en nappe en plusieurs endroits. Le décollement étant rapidement complété, la tumeur supérieure, réunie à la tumeur inférieure, est réclinée en avant et confiée à un aide. On procède à l'hémostase de la zone de décollement. Huit à dix ligatures sont placées. On se dirige dans le bassin pour l'extirpation de l'ensemble; le douglas est libre. Hystérectomie.

On termine en introduisant une mèche dans le vagin et le péritoine est complètement suturé. Fermeture de la paroi.

Description de la pièce. — L'ensemble de la tumeur pèse 4 kg. 850. Elle est constituée par deux masses d'égal volume à peu près. La tumeur inférieure est lisse, assez régulièrement arrondie, présentant sur la face antérieure trois ou quatre bosselures faisant saillie comme des noyaux fibromateux. Le péritoine, normal et sans adhérence, recouvre cette masse. La masse supérieure présente un ovoïde à grande dimension transversale ; la surface est jaunâtre, dépolie et parsemée de plaques sanglantes correspondant à des zones de décollement. Cette masse supérieure est de consistance plus molle. A la coupe, myome très net. On recherche le col, on cathétérise la cavité utérine, qui a 15 à 20 centimètres de long. On l'ouvre par sa paroi postérieure mince et on aperçoit alors la cavité utérine, remplie entièrement par une énorme masse formant la demi-sphère de la totalité de la tumeur. Elle est d'aspect sarcomateux.

Après l'intervention, la malade va bien.

Purgation au quatrième jour, on remarque que la malade ne va pas à la selle et ne fait pas de vents.

30 novembre. — Il semble que la malade ait un peu d'occlusion.

1er décembre. — Les phénomènes d'occlusion étant plus marqués, on pratique un anus contre nature sur le cæcum, qui est très distendu. Il ne s'écoule que peu de matières et de gaz. La malade, qui était déjà très basse, meurt deux heures après l'intervention.

Autopsie. — Il existe dans la cavité abdominale un peu de liquide, mais pas de péritonite apparente. On trouve, au contraire, un intestin très distendu, il s'agit d'une occlusion.

Celle-ci siège sur le gros intestin, au niveau de l'angle gauche, à l'endroit où adhérait la tumeur enlevée. On voit, en effet, que le côlon fait une anse à ce niveau, tiré par des adhérences peu résistantes d'ailleurs. Aux deux extrémités de l'anse, le calibre est très diminué, mais l'occlusion est loin d'être complète. On peut faire passer un doigt sans forcer beaucoup. Aussi peut-on affirmer que là est le siège de l'occlusion plutôt par l'état de l'intestin dilaté au-dessus que par la constatation de l'occlusion elle-même.

On remarque à ce niveau une ligature en masse faite pour des adhérences et qui a intéressé la paroi musculeuse du côlon ayant peut-être contribué à produire la coudure.

On note, au niveau de la fosse iliaque droite, sur le péritoine pariétal, la présence d'un noyau de généralisation de la grosseur d'un œuf (morceau prélevé pour l'examen).

Sur la face convexe du foie, on voit une saillie arrondie de la grosseur d'une orange, qui occupe toute la hauteur du tissu hépatique affleurant la face inférieure. A la coupe, cette masse est molle, blanchâtre (morceau prélevé pour l'examen histologique), ramollissement au centre. A ce niveau, en effet, le doigt ou un instrument mousse pénètre dans le tissu sans résistance aucune.

A la périphérie, séparant du tissu hépatique, une sorte de capsule fibreuse.

On ne relève rien de spécial sur les autres organes.

Examen histologique. — Morceaux prélevés pour l'examen.

a) Portion de la tumeur intra-utérine ayant une couleur blanchâtre, un aspect et une consistance pulpeuse rappelant tout à fait certains sarcomes encéphaloïdes.

b) Portion de la tumeur intra-utérine prélevée sur un noyau voisin plus nettement circonscrit, rougeâtre, aussi mou au toucher, mais plus résistant à la dissociation, couleur rougeâtre, aspect myxomateux.

c) Noyau sous-péritonéal dur, blanchâtre, le noyau a le volume et la forme d'une fève aplatie et étalée sur la tumeur principale et nettement isolée du reste de la tumeur.

d) Morceau de la tumeur supérieure qui, à la coupe, est nettement musculaire, avec un aspect rétiforme à la surface et la coupe, avec au centre un petit noyau rouge qui est intéressé en partie par la prise.

e). Noyau hépatique.

a) On voit à la coupe de longues bandes de tissu plus ou moins dissociées les unes des autres et formées par des fibres-cellules disposées dans le sens de la longueur de ces bandes. Ces bandes longitudinales présentent de temps en temps une disposition hélicine très nette. Les fibres-cellules sont, à un fort grossissement, formés par un noyau fusiforme prenant bien les colorants.

b) Le noyau rougeâtre, d'aspect myxomateux, est formé par le même tissu, toutefois, on trouve fréquemment ici une disposition de cellules fusiformes en volutes ; on voit quelques-unes de ces cellules coupées en long, les autres en travers. Mais, ce qu'il y a de plus remarquable sur cette coupe, c'est la quantité de vaisseaux qu'on y voit. Leurs lumières sont très développées, gorgées de globules rouges; les globules rouges ont franchi les vaisseaux et on les trouve isolés au milieu des cellules du tissu fondamental. Ça et là, au niveau de cette zone hémorragique, on voit de nombreux globules blancs très reconnaissables à leur noyau déformé.

c) Le noyau sous-péritonéal, plus résistant à la pression, nettement isolé du reste de la tumeur, présente tout à fait l'aspect d'un myome. Ici, l'on voit des formations en volutes, des bandes coupées en long, d'autres en travers ; les bandes longitudinales courent, se divisent et se subdivisent, se fusionnent avec d'autres, reviennent sur elles-mêmes ; cellules fusiformes avec leur fuseau prennant l'éosine, ici très net.

d) On a affaire ici aussi à un myome lisse très net, les vaisseaux sont assez abondants, ils n'ont pas le même caractère qu'en *b)*.

e) Noyau hépatique. A la périphérie, fibres-cellules avec

noyau fusiforme, disposé en volutes. Le centre est amorphe, ne prend pas les colorants.

En somme, pas de points myxoïdes, pas de formations cellulaires géantes.

OBSERVATION III

(Paviot et Bérard, *Archives de médecine expérimentale*, 1897.)

Femme de quarante-cinq ans. Quinze mois avant, myomectomie, dans le service de M. Terrier, par la voie abdominale, avec suture à la paroi de la loge du myome.

Néanmoins, la malade voit se développer à nouveau dans son ventre une tumeur très bosselée. Le ventre avait le volume d'une grossesse à huit mois, quand une laparotomie fut pratiquée dans le service de M. Léon Tripier. On enleva les masses lobulées, qui se rattachaient par des pédicules ou des adhérences larges au péritoine pariétal, à l'épiploon et à l'utérus.

Après cette ablation, il restait dans l'excavation l'utérus encore volumineux et, à côté de lui, une masse arrondie ayant presque le volume d'une tête fœtale enclavée, et qui fut abandonnée.

Mort d'infection, deux jours après l'intervention. On vit à l'autopsie que la masse du petit bassin était un volumineux fibrome de la paroi latérale de l'utérus et semblable aux masses lobulées enlevées. Pas d'autres noyaux de généralisation.

Examen histologique. — Fragments recueillis : *a)* portion dure ; *b)* portion légèrement kystique ; *c)* portion kystique.

Le fragment *a)* donne des coupes qui, à un faible grossissement, offrent des îlots ronds ou ovoïdes, constitués par des cellules rondes presque entièrement occupées par le noyau, dans l'intervalle de ces îlots, il existe un tissu beaucoup plus pauvre en cellules, dont les noyaux sont tous fusiformes, mais, à un fort grossissement, il est incontestable que l'on a affaire là à des fibres musculaires lisses, très voisines du type adulte, car on reconnaît déjà que le noyau plonge dans un fuseau musculaire prenant au carmin une teinte légèrement acajou. La limite entre les îlots de cellules rondes et le tissu qui les sépare n'est pas aussi nettement étanchée qu'il le semblait à un faible grossissement ; sur la limite de ces îlots, on trouve tous les types de transition entre la cellule ronde que rien ne différencie et le fuseau musculaire lisse parfaitement reconnaissable.

Autour des gros vaisseaux, il y a souvent un tissu conjonctif adulte, apparaissant en nappes plus roses, contenant des cellules avec noyau fusiforme ou en nacelle, loin d'ordinaire des îlots embryonnaires. Vaisseaux normaux et bien constitués, ligne endothéliale nette, caractère adulte parfait. Dans les portions moins adultes, les vaisseaux sont souvent des lacunes gorgées de sang, à parois propres invisibles, autour desquelles il y a fréquemment des hémorragies interstitielles à différents degrés de résorption.

Le fragment *b)* (portion légèrement kystique), qui était destiné à faire voir le début des formations dites kystiques, offre sa plus grande partie constituée par d'immenses îlots des cellules, les unes rondes, les autres fusiformes. Ces dernières, toujours à la périphérie et à caractère musculaire. Ces îlots sont séparés par un tissu grenu, peu ou pas fibrillé, dans lequel plongent des cellules rondes de volume très inégal. *Les portions d'apparence kystique ne sont que comme l'étalement de ces lignes à aspect myxoïde* et n'ont pas la moindre apparence de paroi. Les vaisseaux sont rares, leur paroi semble formée uniquement par un tassement du tissu qui les entoure. En un point, on voit un îlot ovale dont le centre est occupé par une énorme tache de sang, entourée d'un tissu formé de lames concentriques épaisses, colorées en rose pâle par le carmin, paraissant avoir une constitution uniforme et une réfringence toute spéciale. Entre ces lames, sont de rares cellules, marquées par des noyaux fusiformes.

Il semble que l'on a affaire à l'organisation d'un caillot dans une lacune sanguine oblitérée par un processus encore inconnu.

Le fragment *c)* (portion d'apparence kystique), pris comme le plus kystique, ne contient en réalité aucun kyste. A un faible grossissemetn, on voit que les coupes présentent à un de leurs angles un tissu à constitution cellulaire, qui a bien fixé le carmin, puis, tout le reste de la préparation est constitué par un tissu granuleux myxoïde, sous forme de bandes minces. Quand deux îlots sont très voisins, ce n'est plus ce tissu myxoïde, mais une traînée de cellules fusiformes musculaire qui représente la fusion de la périphérie des deux îlots.

Pour les portions qui avaient macroscopiquement l'aspect kystique et à un faible grossissement celui d'un tissu granuleux, nous avons affaire à un tissu que nous sommes obligé de rapprocher (par comparaison seulement) avec le tissu myxoïde. Ce sont d'immenses nappes de tissu à substance fondamentale grenue ou hyaline. Les portions grenues sont déjà constituées en îlots limités par des traînées hyalines ; les portions hyalines sont parcourues par de rares fibrilles très ténues, contenant, de distance en distance, des cellules rondes. Les îlots grenus sont envahis par un de leurs pôles ou par leur centre par des cellules rondes ou fusiformes, à protoplasma teinté en acajou par le carmin. Vaisseaux plus abondants dans les nappes myxoïdes et îlots grenus, où ils ont un caractère de néoformation évident, parois dues à la densification du tissu ambiant autour de leur endothélium.

OBSERVATION IV

(Klebs, *Allgem. pathol. Anatomie*, d'après Paviot et Bérard.)

Cet auteur décrit un cas avec métastase dans lequel les nodules secondaires lui ont offert des faisceaux de fibres lisses.

OBSERVATION V

(Birsch-Hirschfeld, *Lehrbuch Allgemein, pathol. Anat.*, 1886.)
D'après Paviot et Bérard.

Grosse tumeur sarcomateuse de l'utérus avec métastases dans le foie et ganglions bronchiques.

OBSERVATION VI

(Krische, *Inaug. dissert.*, *Gottingen*, 1889.)

Femme de cinquante-trois ans, pas de maladies antérieures, sauf gastralgie de courte durée. Par l'hérédité, prédisposition aux troubles mentaux (grand'mère maternelle).

Un an avant l'entrée, elle est prise, à la suite d'une émotion, de délire de persécution (poison), atteignant un degré tel que l'internement fut nécessaire. La malade se plaignait de douleurs à l'estomac, dans les jambes et à l'intérieur.

Le 31 janvier de l'année suivante apparurent de nombreuses tumeurs en différents points de la peau, du volume d'une fève à celui du poing, et une tumeur plus profonde au niveau du rebord costal droit. Au mois de mars, elle remarqua une tumeur du volume du poing au tiers supérieur de la cuisse droite.

Depuis ce temps, l'état général s'altéra et la malade dut garder le lit. A la fin d'avril, apparurent deux tumeurs sur le sternum. Les douleurs s'accrurent et s'étendirent à la poitrine et à la tête. Le pouls et la respiration s'accélèrent. La mort arrive le 17 mai.

Autopsie. — Fibromyome pur intrapariétal de la grosseur d'une pomme, un peu en avant et au-dessus de la trompe gauche. Métastases multiples. Dans la peau, les os (sternum, côtes), les muscles, le diaphragme, l'épiploon, les reins, l'estomac, l'intestin, les ganglions rétro-péritonéaux, le cœur (base des ventricules), la voûte cranienne (pariétal gauche à 2 centimètres du milieu de la sagittale, tumeur grosse comme une cerise).

A l'examen histologique, fait par Orth et Merkel, toutes les tumeurs sont des myomes ou fibromyomes, contsitués par des cellules musculaires lisses typiques.

OBSERVATION VII

(Langherans, *Berliner med. Gesellschaft*, 1 marz 1893.)

Femme de soixante ans. Tumeur abdominale constatée depuis l'âge de quarante ans. Opération conseillée, mais refusée alors par la malade.

L'an dernier, elle nous réclame l'opération à cause de fortes hémorragies. Opérée à la Charité par Güsscrow. Guérison opératoire ; mais, le 15 février dernier, elle rentre avec œdème considérable de l'abdomen, et de la dyspnée. Mort le 22 février, avec troubles du côté du cœur et des poumons.

A l'autopsie, dans le poumon gauche, quantité de noyaux, dont la grosseur varie d'un grain de mil à une châtaigne : noyaux la plupart en plein parenchyme, quelques-uns sous la plèvre, ou même saillants, pédiculés, de consistance molle; à la coupe, couleur légèrement gris rosé, aspect homogène, mal limités, pas de capsule qui les isole. Il y a un noyau beaucoup plus gros que les autres qui, pendant la vie, devait donner une matité étendue de la face antérieure droite du thorax, noyau étendu de la clavicule au troisième espace intercostal, de la ligne médiane à la ligne axillaire antérieure. Après ablation du sternum, on n'apercevait que ce noyau ; le poumon était enfoui au-dessous, partiellement atélectasié.

Cœur gros et myocarde fragmenté. En outre, grosses masses néoplasiques en connexion avec l'utérus. C'est un grand nombre de noyaux qui paraissent tous se tenir. La vessie se trouve à la face antérieure de cette grosse masse, étroitement adhérente et un peu allongée. Derrière la vessie, commence le vagin qui est déplacé à droite et se continue avec le col et le corps utérin. Le col est encore reconnaissable aux œufs de Naboth semés dans sa muqueuse. Non loin de l'orifice interne du col, apparaît, dans la cavité utérine, un corps rouge brun, très mobile, qui est fixé seulement dans la région de la trompe droite. Là, cet hématome se continue dans un tissu très vascularisé, qui, de son côté, se poursuit à gauche dans une tumeur rouge grisâtre molle. Ces masses néoplasiques dans l'intérieur de l'utérus ont perforé la paroi et ont fait saillie par en haut comme un champignon en une production de la grosseur d'une tête d'enfant. Une deuxième masse plus profonde se trouve au-devant de la précédente. Elle est plus petite, semble plus récente, car elle est kystique au centre et plusieurs cuillérées de liquide brunâtre s'en sont écoulées. Ce noyau est gris blanchâtre à sa périphérie; au centre, cavités kystiques multiples et quelques travées fibreuses. Le premier montre dans ses portions externes, surtout en haut, une coloration gris rouge, une consistance ferme et, dans les parties centrales, quelques portions jaunes comme en dégénérescence graisseuse.

Tout à fait indépendant de ces deux tumeurs, se trouve, plus loin, du côté droit, un néoplasme de la grosseur d'une tête d'enfant, qui tient vraisemblablement à la couche sous-péritonéale utérine, très ferme à la coupe, travées brillantes comme fibromyome. Entre cette tumeur et la précédente, se trouve un noyau de la grosseur d'une pomme, finement mamelonné, calcifié en grande partie. Dans le parenchyme utérin, nombreux noyaux du volume d'un pois à une noix, en grande partie calcifiés. Enfin, deux noyaux dans le rectum, à 17 millimètres au-dessus de l'anus, de la grosseur d'une noix.

Au microscope, les tumeurs les plus dures sont des fibromyomes communs. La tumeur de la grosseur d'une tête d'homme est formée exclusivement de cellules musculaires lisses, sans mélange de tissu conjonctif, sauf dans les portions centrales les plus vieilles, où, en plus des cellules musculaires, paraissant en métamorphose régressive, on observe une assez grosse masse de tisu conjonctif très dense, très pauvre en cellules. La tumeur ferme de l'intérieur de l'utérus renferme seulement du muscle lisse, sans aucun élément conjonctif interposé entre les cellules ; c'est seulement dans l'adventice des vaisseaux que l'on peut voir ça et là des excroissances de cellules rondes qui, au reste, ont été rencontrées par des observateurs antérieurs dans un myome pur à petites cellules.

Même résultat de l'examen histologique des tumeurs dans les deux poumons, mais présentant, pour la plupart, une métamorphose graisseuse plus avancée. Les éléments sont un peu plus gros et, ça et là, des formes différentes, signalées déjà dans la littérature), cellules musculaires lisses très courtes ; les unes ont des prolongements à un seul pôle, les autres aux deux pôles les autres ronds.

Deux reins hydronéphrotiques par compression.

OBSERVATION VIII

(Jurgens, *Berliner medicinische Gesellschaft,* 22 août 1881.)

Le Dr Runge soignait une personne de quarante ans environ qui, depuis dix ans, souffrait d'une tumeur de la région du pelvis. L'année précédente, l'accroissement marcha rapidement. La malade mourut avec péritonite, pyélonéphrite et cystite diphtéritique.

A l'ouverture du ventre, on trouva le pelvis rempli par une tumeur, tandis que les anses intestinales, les reins et le poumon étaient semés de noyaux innombrables. Il s'agissait d'un fibromyome pur typique généralisé.

OBSERVATION IX

(Jurgens, *Berliner medicinische Gesellschaft,* 22 août 1881.)

Trouvé sans diagnostic à l'autopsie. Le siège primitif n'était pas très clair. C'était un fibromyome avec métastases dans les épiploons, le foie, le péritoine.

A l'examen des deux tumeurs, on trouva des cellules en fuseau et les formes de passages jusqu'aux cellules musculaires lisses.

OBSERVATION X

(Gangolphe et Duplan, *Presse médicale*, juin 1898.)

L. B..., âgée de trente-trois ans, demeurant à Villers (Jura), entrée à la salle Saint-Martin, service de M. Gangolphe, le 25 novembre 1896.

La malade dit n'avoir jamais été malade. Rien d'intéressant dans les antécédents héréditaires. Eut trois enfants, le second mort en bas âge, le troisième vivant, âgé de deux mois. La malade a pu le nourrir jusqu'à l'époque de son départ pour l'Hôtel-Dieu. Pendant la grossesse, aucun accident ; toutefois, par intervalles, violentes coliques survenant sans cause apparente et disparaissant de même. Accouchement normal. Après la délivrance, le volume de l'abdomen n'avait diminué que de moitié et la malade percevait, dans la fosse iliaque gauche, une volumineuse tumeur pour laquelle elle ne conçut aucune inquiétude. Toutefois, elle se sentait faible, et l'amaigrissement qu'elle avait constaté pendant la grossesse ne faisait que s'accroître. La tumeur, prenant de l'extension, elle se résolut à consulter son médecin, qui la fit entrer à l'Hôtel-Dieu.

A l'arrivée, nous constatons un état de cachexie prononcé, teinte jaune paille, dyspnée. Ventre régulièrement augmenté de volume, ombilic effacé. A la palpation, tumeur énorme, occupant toute la moitié sous-ombilicale de l'abdomen, s'étendant un peu à droite. Surface mamelonnée, adhérences probables aux parois du bassin et à la peau. On perçoit en outre plusieurs noyaux au niveau du foie et profondément dans l'hypocondre droit. Sonorité abdominale irrégulièrement distribuée (dans la tumeur même, zones de sonorité). Foie en apparence de volume peu supérieur à la normale. Dans le flanc, un peu de submatité ne variant pas par les déplacements de la malade. La limite supérieure de l'espace de Traube paraît élevée.

Au toucher vaginal, col utérin un peu abaissé, regardant en avant, corps complètement fixé, dirigé en arrière.

Aux poumons, un peu de submatité aux deux bases et râles sous-crépitants fins à ce niveau. Ni toux, ni crachats hémoptoïques. Dyspnée extrême (impossibilité de rester étendue sur le dos). Rien au cœur, pouls petit et rapide. Douleurs vagues dans l'abdomen. Alimentation presque nulle, pas de diarrhée ni de vomissements. Pas d'évacuations involontaires des matières ni des urines. Pas de pertes vaginales, pas de troubles cérébraux.

On pense à une tumeur maligne de l'ovaire gauche, mais la marche rapide et le mauvais état général contre-indiquent toute intervention.

Le 1er décembre, on constate les signes d'épanchements pleural à gauche. Ponction : liquide franchement hématique. Œdème des membres inférieurs assez notable.

Le 3 décembre, épanchement bilatéral, dyspnée extrême. Pouls de plus en plus mauvais, toujours pas de toux, pas de vomissements, ni diarrhée, ni sang dans les matières.

La malade meurt dans l'après-midi.

Autopsie. — A l'ouverture de l'abdomen, écoulement abondant de liquide rosé, occupant toute la partie droite et supérieure de la cavité, dont la tumeur occupe les deux tiers inférieurs à gauche. Elle présente à ce niveau des adhérences avec la paroi.

Péritoine pariétal recouvert d'une foule de noyaux de généralisation blancs rosés, du volume d'un pois à une prune. On ne voit les anses intestinales qu'au voisinage de l'estomac, les autres étant englobées par le néoplasme, qui forme une énorme masse (6 kg.) occupant le petit bassin et ne laissant découvrir à ce niveau ni l'utérus, ni ses annexes ni la vessie. Aspect général blanc ,tissu dur. Epiploon formant un bourrelet sur le paquet de l'intestin. Anses intestinales complètement fixées sur tout le pourtour du néoplasme et restant béantes à la coupe. Tissu résistant, pas de suc au râclage. Pas d'adhérences osseuses, ni aux muscles. Utérus, vessie et rectum englobés. Utérus diminué de volume, ses parois ne semblent pas infiltrées. Reins, rate normaux.

Foie, présente au centre des noyaux de généralisation sous-péritonéaux, semble diminué de volume.

Poumons, offrent des noyaux au niveau du hile et de la plèvre viscérale, blancs, de la grosseur d'une bille à jouer. 1 litre de liquide pleural, poumon atélectasié.

Cœur petit, mou, flasque, sans noyaux.

Pas d'examen du cerveau.

Examen histologique. — *a)* Fragment pris au centre de la tumeur. A un faible grossissement, la tumeur semble composée de cellules fusiformes disposées en faisceaux, les uns coupés longitudinalement, formant des arcades que rencontrent perpendiculairemnt les faisceaux coupés transversalement. Cette disposition rappelle celle des fibres musculaires de l'utérus normal (Bard). A un fort grossissement, les cellules paraissent constituées par un corps énorme, fusiforme, contenant un gros noyau ovalaire. Autour du noyau, une substance de couleur acajou rappelle la substance des fibres lisses. Pas de substance intercellulaire, peu de vaisseaux.

b) Noyau hépatique arrondi, bien limité, d'un côté en contact avec le tissu hépatique, de l'autre avec la capsule. Les cellules ont le même type que celles de la tumeur pelvienne (sur coupes et sur dissociations). En certains points, éléments plus clairs, avec noyaux plus volumineux, plus espacés, dans un stroma mal coloré (points myxoïdes). Au pourtour de la tumeur, cellules hépatiques serrées, normales. Rien d'anormal au reste du foie.

c) Noyau pulmonaire formé d'un cône à base pleurale. Structure rappelant celle de la tumeur primitive. Alvéoles au voisinage affaissés, épithélium non altéré, pas d'exsudat dans leur cavité. Dans les espaces interalvéolaires partant de la tumeur, cellules rondes, dont quelques-unes ont déjà le type fusiforme.

d) Fragment d'intestin adhérent au néoplasme, ne présente plus que sa muqueuse normale. Entre les glandes de Lieberkühn cellules à noyau vivement coloré se continuant avec les cellules néoplasiques.

Tissu utérin normal, en contact avec le tissu du myome, sans interposition de tissu conjonctif.

OBSERVATION XI

(Morpurgo, *Zeitschrift für Heilkunde*, 1895.)

Femme de cinquante-quatre ans, décédée après un court séjour à l'hôpital Sainte-Anne. Deux pièces sont prélevées sur le cadavre. Une était l'un de plusieurs noyaux situés dans la paroi utérine, l'autre une portion de l'intestin grêle longue de 5 centimètres, qui contenait une tumeur grosse comme une noix. Dans la cavité péritonéale, il y avait une grande quantité de liquide purulent. Les organes du petit bassin étaient recouverts de fausses membranes et soudés les uns aux autres et avec quelques anses intestinales par de solides adhérences.

L'utérus était gros comme une tête d'enfant, arrondi ; ses parois étaient épaissies et contenaient plusieurs noyaux du volume d'une noix à celui d'une petite pomme. La cavité utérine élargie contient un liquide purulent strié de sang. Sa surface intérieure semble irrégulièrement bosselée par les noyaux précités. La muqueuse, en partie détruite, est remplacée par un tissu infiltré de pus et de sang.

A la coupe, le noyau a un aspect fibreux, rappelant le myome utérin ou fibromyome. Dans la paroi de l'intestin grêle, on trouve environ vingt noyaux arrondis.

Examen histologique. — 1° Noyau utérin : une zone interne jaunâtre, tachetée de brun rouge; une couche fibroïde brun rougeâtre. En dehors, le muscle utérin recouvrant le noyau.

Les cellules sont pour la plupart en forme de fuseau. Les unes ont un noyau distinct, fortement coloré en bâtonnet, les autres un noyau ovale plus clair.

Les cellules à noyau en bâtonnet sont pour la plupart homogènes, les cellules à noyau ovale sont plus grenues et, à leurs extrémités, légèrement striées en long. Les unes sont allongées, les autres plus courtes et plus épaisses. On y voit fréquemment des figures de karyokinèse.

A la périphérie, on voit les cellules dans un tissu fondamental fibreux, disposé en faisceaux. Encore plus loin, en dehors, on voit les cellules musculaires lisses typiques. Les cellules sont, soit des fibres musculaires normales, soit des cellules fusiformes à gros noyaux ovales, dont les unes sont elles-mêmes des cellules musculaires hypertrophiées, mais encore reconnaissables, d'autres plus épaisses et plus courtes et ayant perdu les caractères morphologiques des cellules musculaires. Enfin, on voit de grosses cellules géantes ovales ou rondes multinucléées ;

2° Noyau intestinal gros comme un noix situé dans la paroi intestinale et soulevant la muqueuse comme une demi-bille.

La muqueuse est nettement limitée. La musculeuse entre dans le tissu de la tumeur. La séreuse passe au-dessus de la tumeur. Celle-ci est composée de faisceaux irrégulièrement entre-croisés. Si on examine le point de la préparation où la musculeuse arrive à la tumeur, on remarque que les faisceaux musculaires sont dissociés par une substance granuleuse abondante, transparente, légèrement striée ou grenue. Les cellules musculaires sont profondément modifiées. Le noyau n'est plus sombre et en bâtonnet, mais plus ovale et plus clair. Le protoplasma tantôt prend peu les colorants et a un aspect grenu ou légèrement strié, tantôt il est fortement coloré et a un aspect homogène. Dans ce dernier cas, le fuseau cellulaire semble contenir des masses hyalines de dimensions variables, soit aux extrémités, soit au centre. Le noyau est recroquevillé ou en voie de karyokinétique active.

A la périphérie de la tumeur, les cellules musculaires lisses ont un noyau plus gros et ovale; ils sont en voie de multiplication karyokinétique active.

Au centre de la tumeur les cellules, au lieu d'être disposées en faisceaux, sont sans ordre et dissociées ou réunies en cordons étroits. La forme des cellules est également modifiée. Dans beaucoup de cas, la forme en fuseau est remplacée par une forme irrégulière étoilée. Le noyau est gros, ovale ou même rond. Il a un réseau chromatique délicat et court et un gros nucléole. Le protoplasma est finement granuleux et ne contient pas trace des masses ci-dessus mentionnées. Ça et là, on voit des éléments gros, irréguliers ou divisés ; les cellules géantes ressemblent à celles du noyau utérin.

La néoformation tend à envahir les couches muqueuse et séreuse, ainsi que la musculeuse, à laquelle elle se substitue. On n'observe pas, en effet, de formes de passage des cellules de la musculeuse à celles de la tumeur. Les cellules de la musculeuse sont rejetées à la périphérie par le développement de la tumeur et subissent une transformation régressive.

L'invasion suit le trajet des vaisseaux.

OBSERVATION XII

(Mastny, *Zeitschrift für Heilkunde*, 1901.)

Femme de quarante-cinq ans, ayant succombé à l'hôpital israélite de Prague, et dont l'autopsie fut faite le 20 mai.

Les renseignements cliniques suivants ont été donnés par le docteur Lissau :

La malade était souffrante depuis deux ans. L'affection a commencé par des métrorragies, accompagnées plus tard d'un écoulement muqueux, puis purulent. En même temps, l'abdomen augmentait de volume et bombait en avant. On pouvait sentir une tumeur qui s'élevait derrière la symphyse et montait jusque dans l'hypogastre. Le fond utérin était tiré obliquement en haut. Le cul-de-sac antérieur du vagin était occupé par une tumeur de consistance molle.

Six jours avant la mort, les extrémités inférieures se mirent à enfler et progressivement l'hydropisie se généralisa. La malade succomba avec une forte dyspnée. Le diagnostic fut : tumeur abdominale, probablement myome en dégénérescence maligne, hydropisie généralisée.

Autopsie. — On remarque, en sectionnant les veines du cou, une thrombose de la jugulaire externe et interne droites.

La cavité pleurale droite contient un demi-litre de liquide séreux teinté de sang. Poumon droit infiltré de sérosité, mais pas d'hépatisation. Dans le lobe supérieur, on trouve un noyau blanchâtre et mollasse, gros comme une noisette ; dans le lobe inférieur, un noyau semblable gros comme un pois. Le poumon gauche, très adhérent à la paroi, contient quelques noyaux analogues.

Presque toute la région hypogastrique est occupée par une tumeur ellipsoïde, à grand axe incliné à gauche et en bas, mesurant 24 centimètres. Elle remplit la moitié droite de l'abdomen. Sa surface est rouge et lisse, recouverte par le péritoine. Sur les deux faces, on trouve un noyau dense, gros comme une noisette. Sauf sur ces points, la consistance de la tumeur est molle.

Sur une coupe, la cavité utérine est agrandie, irrégulière, la muqueuse est nécrosée. La moitié droite du fond et de la partie supérieure du corps est remplacée par la tumeur signalée plus haut, qui pénètre par son pôle inférieur dans la cavité utérine. La tumeur semble enveloppée d'une capsule, formée par le muscle utérin ; elle est creusée de cavernes à contenu nécrosé.

Dans le ligament large droit, on trouve deux noyaux néoplasiques de 6 centimètres cubes environ, de couleur rouge noirâtre, de consistance molle.

Les ganglions lymphatiques rétropéritonéaux sont infiltrés de masses néoplasiques. Sur le pancréas, on voit un petit noyau blanchâtre analogue à ceux mentionnés dans les poumons.

Examen histologique. — *a)* Utérus : les zones les plus externes de la tumeur sont constituées par du tissu musculaire lisse, se distinguant du tissu normal par les rapports entre les fibres-cellules et le tissu conjonctif et par la grosseur et la disposition des fibres-cellules et de leur noyau. C'est une couche de passage entre le tissu utérin normal et la zone sarcomateuse. Sur les coupes portant sur la tumeur elle-même, on voit des cellules irrégulièrement disposées, les unes sont très volumineuses et ne ressemblent pas aux cellules musculaires normales, mais on peut les considérer comme des cellules musculaires atypiques à cause des caractères suivants :

1° Coloration élective du protoplasma cellulaire au van Gieson caractéristique des fibres lisses ;

2° Les cellules différant des fibres lisses par l'augmentation de volume, la forme du protoplasma et du noyau représentent les formes de passage de la fibre lisse normale aux cellules de la tumeur.

3° La disposition des couches perpendiculaires les unes aux autres est la même que dans le tissu musculaire utérin

En allant vers la profondeur, on ne voit plus aucune structure distincte parce que le tissu commence à se nécroser. Il forme une masse amorphe, contenant des îlots de globules rouges et blancs avec quelques petits noyaux de fibres lisses ci-dessus décrites.

En allant plus loin, on a la même structure que précédemment et on revient vers la capsule musculaire normale.

b) Métastases : 1° Ligament large droit. Noyau gros comme une noix, rond, noirâtre, avec points d'aspect nécrosé.

Examen histologique. Capsule conjonctive lâche ; vaisseaux très nombreux bourrés de globules blancs et rouges et de cellules fusiformes à gros noyau, rappelant par la forme, la disposition et les colorants celles de la tumeur utérine ; thromboses avec organisation fibreuse. Le tissu du noyau est formé de cellules rondes ou fusiformes ressemblant aux fibres musculaires hypertrophiées, irrégulièrement disposées en cordons. Au centre, il y a un gros caillot.

2° Poumons. Noyaux de la grosseur d'un grain de chènevis à une noix. Mêmes cellules et mêmes dispositions que dans le noyau du ligament large.

3° Noyau pancréatique.

4° Ganglions rétro-péritonéaux et trachéobronchiques dans les deux métastases. Même résultat que dans les premières.

OBSERVATION XIII

(Ulesko-Stroganowa, *Monatschrift für Gebursthulfe und Gynækologie*, 1903.)

Dans un cas, la tumeur récidiva rapidement après l'amputation supravaginale de l'utérus malade (les ovaires avaient déjà été enlevés bien avant) et quatre mois après l'opération, la même tumeur occupa la moitié inférieure du bas-ventre jusqu'au-dessous de l'ombilic, pendant que son segment inférieur repoussait la partie postérieure de cette voûte (formée par le moignon utérin et la paroi postérieure du vagin. La mort survint six mois après l'opération au milieu de douleurs subintrantes et en plein épuisement de la malade. Dans le rapport d'autopsie, se trouve mentionné : sarcome de l'abdomen, métastases dans les poumons et dans l'épiploon.

OBSERVATION XIV

(Ulesko-Stroganowa, *Monat. für Geb. und Gyn.*, 1903.)

Dans le deuxième cas, il se trouvait déjà un noyau métastatique dans le ligament rond au moment de l'opération qui consista dans l'extirpation totale de l'utérus.

Il est regrettable que le sort de la malade n'ait pas été connu depuis sa sortie de l'hôpital.

OBSERVATION XV

(Ulesko-Stroganowa, *Monat. für Geb. und Gyn.*, 1903.)

Dans le troisième cas, il survint une récidive malgré l'extirpation totale comme dans le premier cas et très rapidement aussi. Le médecin qui vit la patiente trois mois après l'opération et la veille de la mort trouva une tumeur immense qui remplissait tout le bas-ventre. Il fit plusieurs ponctions en différents endroits et put se rendre compte qu'il s'agissait là d'une tumeur solide et non d'un exsudat.

OBSERVATION XVI

(Ulesko-Stroganowa, *Monat. für Geb. und Gyn.*, 1903.)

Dans le quatrième cas, on fait également une extirpation totale de l'utérus à cause de la dégénérescence. On y trouva également quelques petits noyaux qui se trouvaient éparpillés dans les ligaments ronds. L'opération fut pratiquée au printemps et, en automne, nous apprîmes qu'une nouvelle tumeur assez considérable s'était reformée dans l'abdomen.

OBSERVATION XVII

(Ulesko-Stroganowa, *Monat. für Geb. und Gyn.*, 1903.)

Dans le cinquième cas, il se trouva un seul noyau qui siégeait sur la paroi postérieure du fond utérin. Extirpation totale. La patiente mourut bientôt, après avoir quitté la clinique, par métastase dans le poumon droit.

OBSERVATION XVIII

(Beesten, *Orth pathologisch. Anatomische Arbeiten*, Berlin, 1903.)

Le 26 août 1897, L. M..., qui avait alors quarante-trois ans, fut reçue au Bürgers-hospital et opérée. D'après l'observation d'alors, il s'agissait d'une extirpation totale de l'utérus pour myomes multiples interstitiels et sous-muqueux. L'augmentation de volume du ventre avait commencé dans les *derniers six* mois, et il y avait des hémorragies répétées à de petits intervalles, qui affaiblirent et anémièrent la malade. Pas d'écoulement purulent.

Utérus augmenté de volume et dur, surface lisse, fond remontant jusqu'à l'ombilic. Col large comme 1 mark, semble contenir un noyau dur. Tout l'utérus est augmenté de volume, mais mobile.

Le 18 septembre 1897, extirpation totale en laissant les ovaires. Guérison et départ de la malade le 18 janvier 1898.

Les myomes enlevés ne présentaient rien de particulier. Les plus gros étaient assez durs, sans points ramollis ni calcaires.

Pas d'examen histologique.

Deux ans après, la malade se sent forte et capable de travailler comme avant. Elle fut vue le 15 octobre 1900 au Augustahôpital et raconta l'histoire de sa maladie de la façon suivante.

Rien à relever dans les antécédents héréditaires. Abstraction faite des hémorragies qui la firent entrer à l'hôpital trois ans avant, elle avait une bonne santé et après l'opération elle fut complètement guérie.

Depuis longtemps, elle avait la respiration courte et difficile. Le mois dernier, elle toussa un peu et eut des douleurs à la poitrine. Dans les derniers temps, elle a eu des accès de dyspnée très pénibles, sans expectoration. Elle a eu aussi des douleurs « rhumatismales » dans la jambe droite. A part cela, bon état général, appétit et selles normales.

A l'examen, au poumon droit, au sommet légère obscurité s'étendant de l'épine de l'omoplate à la clavicule. Aux lobes inférieur et moyen, râles bulbeux fins. Respiration un peu affaiblie. Au poumon gauche, rien d'anormal, ni rétraction, ni voussure du côté malade. Expectoration muqueuse, pas de bacilles de Koch. Impulsion cardiaque normale, pouls un peu irrégulier, peu rapide.

Sur la ligne médiane, traces de laparotomie. Rate normale. Rien d'anormal au toucher vaginal. A la partie supérieure de la cuisse droite, on sent une tumeur grosse comme un œuf de poule, dure, mobile sur les plans profonds, indépendante de la peau.

Ni sucre ni albumine.

22 octobre. — Dyspnée plus forte, obscurité plus marquée

dans le poumon droit et envahissant presque tout le lobe supérieur. Respiration très faible. Râles.

27 octobre. — Tout à coup, expectoration abondante, gélatineuse et visqueuse, dans laquelle on ne peut pas trouver de particules de tissus.

29 octobre. — Perte rapide des forces. Exitus en collapsus cardiaque.

Le diagnostic n'est pas clair. On croit qu'il s'agissait d'une pneumonie chronique interstitielle. On aurait pu soutenir la présence d'une tumeur du poumon. La tumeur de la cuisse, l'expectoration gélatineuse sont en faveur de ce diagnostic. Le myome utérin enlevé trois ans avant aurait pu être un myosarcome qui donnerait ces métastases.

Autopsie. — A la partie supérieure de la cuisse, à l'union du tiers supérieur avec les deux tiers inférieurs, tumeur grosse comme un œuf d'oie, donnant la sensation d'un noyau dur et mobile.

A l'ouverture de l'abdomen (jusqu'à la sixième côte gauche), péritoine lisse et brillant. Utérus enlevé et à sa place cicatrice lisse et ferme. On trouve quelques ganglions de cette région augmentés de volume, ainsi que les ganglions inguinaux.

A l'ouverture du thorax, plèvre pulmonaire brillante des deux côtés, péricarde fixé au hile du poumon et à la plèvre pulmonaire, il est épaissi ; cœur petit, artères scléreuses, muscle cardiaque grisâtre, granuleux, avec bandes scléreuses. Dans le poumon gauche, on sent au voisinage du médiastin un noyau ferme.

A la surface du poumon, il y a plusieurs petits noyaux fermes grisâtres, gros comme une cerise. Au sommet du poumon droit, on sent une masse résistante ferme, grosse, recouverte par du parenchyme normal.

A l'ouverture du poumon, on tombe dans une grosse caverne remplie par une masse fibreuse, friable, non purulente. On voit l'ouverture de petites bronches dans cette cavité. Sa paroi est épaisse de 3 centimètres, ferme, partout à la périphérie nettement distincte du tissu pulmonaire.

Les tumeurs, de différentes formes et de différentes grosseurs, à part quelques-unes qui sont isolées et superficielles, sont groupées autour du hile du poumon. Elles ont toutes le même aspect : surface de coupe lisse, grisâtre, avec points gris jaunâtre ou rouge ; faisceaux coupés en long et en travers, donnant un aspect rayé et tacheté comme le marbre.

Diaphragme normal. Estomac gonflé descendant au-dessous de l'ombilic. Rien d'anormal au rein ni à l'intestin.

Foie de dimensions normales sans modifications extérieures. A la coupe, on trouve de nombreux noyaux fermes, soit petits, soit de la grosseur d'une pomme, tous arrondis, bien distincts du parenchyme hépatique, ayant à la coupe le même aspect que les tumeurs du poumon. La plus grosse tumeur est entourée d'une capsule d'un demi centimètre.

A la partie supérieure de la cuisse, il y a une tumeur située dans le *vastus lateralis*, dont la musculature avoisinante paraît entièrement normale. Elle est limitée nettement et présente à la surface de coupe le même aspect que les tumeurs des autres organes.

Rien au cerveau.

Diagnose. Myocardite interstitielle chronique. Métastases d'un myome utérin dans la musculature, le foie et les poumons.

Examen histologique. — Cœur : tissu ferme fibreux contenant un pigment brun, fibres musculaires voisines striées transversalement, diminuées et atrophiées.

L'examen des différentes tumeurs des muscles, du poumon et du foie donne partout le même résultat. Après traitement par l'ascite azotique au 1/5, la préparation par dissociation montre des cellules longues, minces, terminées en pointes aux deux extrémités, avec un noyau en forme de bâtonnet, souvent un gros noyau, même avec plusieurs noyaux et figures de karyoKinèse.

Tissu conjonctif abondant, nettement visible en rose sur les coupes colorées au van Gieson et surtout abondant dans les portions dures des tumeurs. Les plus grosses tumeurs sont entourées par une large capsule, les moyennes par une capsule plus étroite et les plus petites par une capsule microscopique.

Dans le poumon, le tissu d'enveloppe est simplement constitué par l'étirement de la lumière des alvéoles les plus rapprochées. Leur cloison est épaissie par une infiltration de petites cellules, par des fibres conjonctives et contient du pigment de charbon. Leur aspect est analogue à celui qu'on voit dans la tuberculose chronique.

Dans le foie et dans la musculature, il n'y a pas de modification en dehors de la tumeur. Dans les petits noyaux pulmonaires, on trouve par places des formations analogues à des glandes ou des poches très aplaties, à épithélium cubique, dont la lumière contient de nombreuses cellules chargées de pigment charbonneux et qui ne sont pas autre chose que des alvéoles ou des bronchioles à demi détruites.

OBSERVATION XIX

(Devic et Gallavardin, *Revue de chirurgie*, 1904.)

B. M..., cinquante-cinq ans, entrée à l'hôpital de la Croix-Rousse, service de M. Devic, le 30 septembre 1901, pour douleurs abdominales et lombaires avec faiblesse générale, tenant, dit-elle, à une maladie de la matrice. Père mort à soixante-douze ans d'un catarrhe bronchique durant depuis trente ans ; mère morte à soixante-six ans d'une fluxion de poitrine, porteur d'un fibrome utérin. Un frère mort de la poitrine.

Personnellement, bonne santé pendant l'enfance et la jeunesse. A dix-huit ans, typhoïde très grave. Réglée à douze ans régulièrement jusqu'à quarante-neuf ans, âge de la ménopause. A cette époque, pertes abondantes à plusieurs reprises, nécessitant le séjour au lit. Mariée à vingt-deux ans, quatre grossesses à terme sans incidents, pas de fausses couches. Deux filles mortes de tuberculose ; mari mort de tuberculose à cinquante ans.

A quarante-quatre ans, six ans après son accouchement, elle

se mit à souffrir du ventre, et fréquenta la consultation gratuite de M. Laroyenne, qui l'opéra par le vagin d'une salpingite double. Après cette opération, qui ne troubla pas les règles, la malade se porta très bien quelques années.

De quarante-neuf à cinquante-quatre ans, pas de pertes utérines, seulement de temps en temps un peu de leucorrhée. Elle augmente de 8 kilogrammes.

En févrer 1901, elle commença à éprouver quelques douleurs lombaires et abdominales, puis survint une perte rouge sans caillots, assez abondante, durant quatre jours. Trois pertes nouvelles depuis, dans leur intervalle seulement un peu de leucorrhée. Accroissement des douleurs lombo-abdominales depuis plusieurs mois.

Actuellement, femme amaigrie, mais non cachectique. Très léger œdème des membres inférieurs, pas d'ictère, pas trace de cicatrice sur les téguments.

Au poumon, signes de bronchite généralisée, sans prédominance aux sommets. Expectoration muqueuse. Artères très souples, pouls régulier, pointe du cœur dans le cinquième espace, bruits normaux. Anorexie non élective, jamais de vomissements. Constipation habituelle, mais augmentée ces derniers temps.

Ventre augmenté de volume, ballonné, sonore. Dans la région sus-pubienne, on sent une masse irrégulièrement arrondie, sans prolongements latéraux, un peu douloureuse. Au toucher, col gros, bosselé, indolent, entr'ouvert. Culs-de-sacs abaissés ; on y voit des bosselures de volume variable non ulcérées ; utérus immobile et gros.

Mictions fréquentes, peu abondantes ; urine foncée, ni sucre, ni albumine, légèrement purulente.

Douleurs lombaires et abdominales à peu près permanentes n'entravant pas le sommeil, se prolongeant dans le membre inférieur dans le domaine du sciatique et du crural.

18 octobre. — Augmentation de volume du ventre, de la pollakiurie, constipation opiniâtre, affaiblissement, pas de pertes rouges.

10 novembre. — Depuis hier, pertes rouges abondantes.

14 novembre. — Les pertes ont cédé aux injections chaudes. Au toucher, col épais et bosselé. Utérus du volume d'une grossesse de trois mois. A la base gauche, signes d'épanchement ; ponction : on retire un peu de liquide citrin.

26 novembre. — Œdème des membres inférieurs augmenté, envahit la paroi abdominale. Ascite : liquide hématique, affaiblissement progressif.

30 novembre. — Mort.

Autopsie. — Dans l'abdomen, grande quantité de liquide teinté en rouge avec caillots. Dans la plèvre droite, liquide citrin. Utérus quadruplé de volume, paroi épaissie. Cavité remplie d'une bouillie néoplasique rosée. Col irrégulier, augmenté de hauteur. Dans la masse du petit bassin, il est impossible de reconnaître ce qui peut rester des annexes utérines.

Ganglions péri-utérins très volumineux, envahis. Pas de lésions de la vessie. Dans le rectum, saillies mamelonnées néoplasiques, limitées à la musculeuse. Sur le péritoine, traces de péritonite cancéreuse. Epiploon recroquevillé, envahi, ainsi que le mésentère.

On trouve des noyaux de généralisation dans le diaphragme (face supérieure, autour du centre phrénique), le foie, les deux poumons qui en sont farcis. Noyaux blanchâtres, consistance assez molle.

Examen histologique. — *a)* Utérus : par places, aspect normal du muscle utérin, fibres musculaires lisses coupées en long et en travers, d'aspect adulte. En d'autres points, elles sont séparées par du tissu conjonctif. Ailleurs, elles ont un caractère plus jeune et baignent dans une substance amorphe. En d'autres points, îlots myxoïdes avec cellules étoilées. En d'autres points, enfin, îlots de cellules rondes.

b) Diaphragme : cellules assez volumineuses, fusiformes, accolées les unes aux autres, sans stroma conjonctif.

c) Poumons : alvéoles comblés par le tissu néoplasique, constitué par des cellules ovales ou fusiformes, plus ou moins entremêlées.

d) Foie : noyau néoplasique séparé du tissu hépatique par une sorte de coque conjonctive, représentant le tissu interstitiel d'un espace porte, progressivement refoulé et dilaté.

Aspect général d'un léiomyome, comme dans la tumeur utérine. Fibres-cellules coupées en long, en travers ; groupements ondulants, figurant des dessins variés. Au fort grossissement, fibres-cellules allongées, effilées, à protoplasma se colorant en jaune par le picro-carmin, intimement accolées les unes aux autres.

Pas de points nettement myxoïdes, pas de formations cellulaires géantes ou multinucléées.

OBSERVATION XX

(Callender, *Transactions of the London pathological Society*, 1858.)

Entrée en octobre 1852, vingt-trois ans, réglée à quatorze ans, sans douleurs, non mariée, bonne santé habituelle. Elle se plaignait d'avoir reçu, en juillet 1852, un coup de pied dans le bas du dos pendant la période menstruelle. Il fut suivi de pertes fréquentes et abondantes. En septembre, douleurs lombaires et hypogastriques, sensation de pesanteur.

A l'examen, orifice utérin largement ouvert, laissant passer un polype dont on ne peut pas atteindre l'insertion. On enlève une partie considérable de la tumeur ; les fragments examinés présentent constamment les caractères d'un fibrome.

Malgré la fermeture du col, l'utérus ne revint pas à ses dimensions normales.

En juin, la malade est prise d'hémorragies soudaines et profuses.

En août, l'utérus augmente de volume, remonte au-dessus des pubis. On dilate le col et on enlève des fragments de la tumeur. Son histoire, pendant un certain temps, ne fut que la répétition de ce qui s'était déjà passé.

La neuvième et dernière opération eut lieu le 20 février 1854.

Depuis cette époque jusqu'en 1857, elle fut capable de faire un travail sédentaire. Elle eut plusieurs hémorragies. L'abdomen avait 32 pouces 1/2 de circonférence. On sentait une tumeur au-dessus de l'ombilic. Le vagin était occupé par une tumeur lobulée, se continuant avec celle de l'utérus.

Elle semble s'améliorer malgré l'augmentation de la tumeur, les hémorragies et la pâleur de statue de marbre.

Le 20 décembre 1857, elle rentre à l'hôpital pour la dernière fois, souffrant de douleurs qu'elle dit rhumatismales dans le cou et de toux. On pouvait sentir une tumeur du côté droit du râchis. Au bout de peu de jours, il y eut de la faiblesse et de la difficulté des mouvements dans le bras droit et la jambe droite; puis miction involontaire et inconsciente. Respiration pénible, sans signes d'auscultation. Perte des forces progressive. La malade meurt le 31 janvier 1858.

Autopsie. — Large tumeur ovale occupant la fosse iliaque gauche, s'étendant jusqu'au rein gauche. Surface enveloppée par une mince membrane et lobulée. Couleur jaune paille, avec veines serpentant à la surface. Implantation sur la paroi postérieure de l'utérus. Quelques noyaux isolés sur les côtés.

Ces tumeurs étaient composées de cellules caractéristiques en grains d'avoine, mêlées à des cellules fibroïdes, contenant un seul noyau et plusieurs nucléoles.

Ganglions lombaires hypertrophiés et infiltrés de substance fibroïde.

Poumons remplis de nodules de différentes tailles, dont quelques-uns atteignent le diamètre d'un pouce, superficiels et profonds, ayant l'aspect des tumeurs de l'utérus, constitués par des cellules fibroïdes et en grains d'avoine.

Le péricarde pariétal contient des nodules de même structure.

Tumeur dans la sixième vertèbre cervicale, dont la paroi osseuse est irrégulière, bombant en avant et moins dans le canal rachidien. De chaque côté, la tumeur s'est creusé un chemin à travers la paroi osseuse, entourant les nerfs, projetant latéralement les orifices vertébraux. Les artères passent à la partie inférieure de la tumeur. Le canal du côté droit est rétréci.

Moelle comprimée, condensée.

OBSERVATION XXI

(Gusscrow, *in* thèse de Ritter.)

Cinquante-sept ans, mariée à trente-cinq ans, un enfant, trois fausses couches. Depuis trois ans, augmentation du volume de l'abdomen. Depuis huit mois, accroisseemnt plus rapide de l'abdomen avec douleurs. La malade paraît cachectique et très faible. Ganglions inguinaux augmentés de volume. Ascite, à la ponction liquide hémorragique contenant des globules rouges et blancs et des cellules en fuseau.

Diagnostic: tumeur utérine à accroissement colossal, cachexie, noyaux secondaires dans le péritoine. Fibromyome devenu sarcomateux. Pas d'opération, sortie.

Après le départ de la malade, augmentation du volume de la tumeur principale. Apparition de petites tumeurs dans l'abdomen, nombreuses et distinctes. Mort. Durée de l'affection, trois ans.

Autopsie. — Péritoine et intestins envahis secondairement. Tumeur utérine composée en partie de tissu fibreux, en partie de masses myxomateuses transparentes.

A l'examen microscopique il s'agit de fibromyome lisse ou de fibromyxome.

OBSERVATION XXII

(Laurent, *Bulletin de la Société anatomique*, 1876.)

Pièces recueillies sur une femme de soixante-seize ans morte de gangrène sénile, dans le service de M. Charcot.

A l'autopsie, les deux reins sont parsemés de petits corps ovoïdes, durs, du volume d'une lentille, entre le parenchyme et la capsule, adhérents à celle-ci, indépendants du parenchyme. La malade n'a pas présenté d'accidents urémiques.

Sur une coupe au picrocarmin, on reconnaît la nature musculaire des éléments (fibromyome généralisé).

Utérus très volumineux bosselé, induré dans toutes ses parties, sauf le col, resté intact.

Sur des coupes multiples dans tous les sens, on voit une vingtaine de corps fibreux, interstitiels, du volume d'une noix à celui d'une noisette. Le plus gros a 4 à 5 centimètres de diamètre et occupe la paroi postérieure.

OBSERVATION XXIII

(Kürz, *Deutsche Zeitschrift für prakt Med.*, 1874.)

Cinquante et un ans. Début ignoré, ménorragies, métrorragies. A l'examen, vaste tumeur abdominale, s'étendant jusqu'à l'angle des côtes et remplissant le cul-de-sac postérieur du vagin. En un point, fluctuation obscure. Le toucher permet de s'assurer que c'était un myome partielement ramolli.

Peu après, la malade tombe dans un marasme profond: accélération du pouls, fièvre, vomissements, œdème douloureux du membre inférieur gauche. Plaque gangréneuse au sacrum. Mort après hémorragie profuse, avec phénomènes dyspnéiques.

Autopsie. — Noyaux de généralisation d'un sarcome sur la plèvre pariétale, dans le poumon, la face inférieure du foie.

Fibromyome utérin, en partie ramolli aux points kystiques et sarcomateux. Thrombose de la veine iliaque gauche.

OBSERVATION XXIV

(Raymond, *Progrès médical*, 1881.)

Quarante-six ans. Il y a un an, elle était forte et bien musclée et se plaignait uniquement de pertes utérines et de douleurs dans le bas-ventre. On diagnostique : corps fibreux de l'utérus.

Le 2 août 1881, maigreur squelettique de la face et des membres. La malade répond très bien et nettement aux questions posées et ne se plaint que de violentes douleurs dans le bas-ventre, continues, sourdes avec paroxysmes, augmentées par la pression. Tumeur abdominale remontant à trois travers de doigts au-dessus du pubis, presque médiane. A gauche, une série de tumeurs, variant du volume d'un gros œuf à celui d'un marron. Rien au toucher. Pas de pertes d'aucune sorte. Pas de troubles digestifs ni urinaires. Expectoration assez abondante, muqueuse, aérée. Petits foyers un peu mats et soufflants au tiers moyen du poumon.

Nystagmus des deux yeux, monoplégie brachiale droite incomplète. Hémiplégie gauche incomplète (rien aux paupières).

A partir du 5 août, affaiblissement progressif. Mort le 14 août.

Autopsie. — Rien à l'intestin et l'estomac.

Utérus déformé, adhérent en avant à la vessie. Tumeur grosse comme le poing, arrondie, lisse, semi-dure. A la coupe, cavité disparue, surface blanchâtre, avec suc à la pression. En avant de cette tumeur, autre tumeur de même forme, plus dure. Dans le ligament large, tumeur du volume d'un œuf, de même aspect. Dans le foie, plusieurs tumeurs de même nature : une à la surface, une douzaine dans l'épaisseur du parenchyme. Rate petite, contient un noyau du volume d'une noix.

Poumon, contient plusieurs petites tumeurs arrondies, du volume d'une amande à un pois.

Dans les méninges, tumeur comprimant la circonvolution pariétale ascendante à sa partie supérieure, légèrement adhérente à la substance cérébrale.

Examen histologique. — Au centre, substance molle, éléments ovoïdes. A la périphérie, plus dense, cellules fusiformes.

OBSERVATION XXV

(Finlay, *Transactions of the London path. Soc.*, 1883.)

Cinquante-neuf ans, tuméfaction marquée de la partie inférieure de l'abdomen depuis quinze ans, sans inconvénients jusqu'à ces derniers temps, où l'accroissement fut rapide. Ménopause depuis dix ans, antérieurement bien et régulièrement réglée. A l'entrée, tumeur dure, arrondie et proéminente, occupant la partie inférieure de l'abdomen jusqu'à l'ombilic. De chaque côté de l'ombilic, on sent une petite tumeur attachée au sommet de la précédente. Au toucher, orifice utérin bas, légèrement dévié à droite.

Petit nodule cutané dans le deuxième espace intercostal gauche, et un autre au dos du cou. Ganglions de l'aine gauche légèrement hypertrophiés et durs.

Huit jours après l'entrée, douleurs dans le dos, vomissements, abdomen tendu et sensible. Mort par péritonite le 17 octobre.

Autopsie. — Intestin et épiploon adhérents.

Régions hypogastrique et ombilicale occupées par une grosse tumeur globuleuse, lisse, rattachée au fond utérin par un mince pédicule, portant au sommet deux nodules. La tumeur a le volume d'une tête fœtale. Elle pénètre dans une anse grêle. A la coupe, partie supérieure ramollie, creusée de cavités, partie inférieure ferme et fibreuse.

La tumeur a perforé le fond vésical. En arrière et du côté droit, pend une petite tumeur grosse comme une noix, la cavité contient plusieurs polypes. Ovaires normaux.

A la base du poumon droit et adhérent au diaphragme, noyau secondaire gros comme une noix. Autre noyau dans le ventricule gauche du cœur, gros comme un pois, et dans le rein. Enfin, autre nodule dans la peau de la région sus-claviculaire, pris pour un ganglion.

Examen histologique. — Aspect d'un myosarcome avec cellules rondes et fusiformes. Ça et là, bandes de tissu normal et zones myxomateuses. Pas d'examen des noyaux cutané et du rein.

OBSERVATION XXVI

(Orthmann, *Centralblatt für Gynékologie,* 1886.)

Quarante-sept ans, un enfant, ménopause à quarante-cinq ans. A cette époque, fatigue facile, violente oppression, douleurs dans les reins.

A l'examen, on trouve dans la moitié droite de l'abdomen une tumeur grosse comme une tête d'enfant, très dure, immobile, située à côté de l'utérus repoussé à gauche.

Diagnostic : myome droit intraligamenteux.

Août 1886. — Laparotomie, myomectomie, drainage. Guérison opératoire le 5 septembre 1887.

Tumeur ronde de 15 centimètres de diamètre, composée de tissu musculaire pur. Au centre, quelques îlots myxoïdes transparents qui, au microscope, sont des points sarcomateux à grandes alvéoles.

Vers le milieu d'octobre, la malade revient avec une récidive qui remplit toute la cavité abdominale. Les masses sarcomateuses sont enlevées le 25 octobre. La patiente se rétablit vite et on la quitte après quelques jours.

OBSERVATION XXVII

(Byford, *American journal of Obstetric and diseases of women and children,* 1887.

Autopsie. — Environ 1/4 de litre de liquide séreux dans la plèvre droite. Dans les poumons, plusieurs tumeurs fibro-sarcomateuses du volume d'une noix dans toute leur étendue. Fibrosarcome du volume d'un œuf d'oie, attaché à la plèvre gauche et au péricarde. Cœur attiré à gauche par rétraction du poumon. Foie hypertrophié et bosselé. Estomac attiré à gauche.

Côlon transverse et descendant étranglé par des masses

sarcomateuses du volume d'une noix, de même que le rectum, on trouve quelques masses à la surface péritonéale de la paroie.

Tumeur utérine pesant 20 onces, d'aspect fibreux, sauf en un point de la face antérieure, plus mou. (Ponction en ce point pour kyste de l'ovaire.)

En résumé, fibrosarcome de la corne utérine gauche, des poumons, de la plèvre, du péricarde, des côlons transverse et descendant, du rectum, de la paroi abdominale.

Il y aurait eu augmentation rapide de volume du ventre depuis plusieurs années. On aurait conseillé une opération il y a deux ans.

OBSERVATION XXVIII

(Byford, *American journal of Obstetric and diseases of women and children*, 1887.

Cinquante-neuf ans, réglée à douze ans, mariée à trente-trois ans.

Depuis dix ans, douleurs abdominales, métrorragies abondantes. Tumeur déclarée inopérable. Depuis deux mois, accroissement notable de la tumeur, qui remplit le bassin, les fosses iliaques, l'abdomen. Vessie et rectum comprimés. Paroi abdominale amincie et distendue. Paraplégie incomplète.

Opération. — Ablation de l'utérus et des annexes. Le cinquième jour, hémoptisie et mort.

A l'autopsie, noyaux pulmonaires et noyaux dans les vertèbres dorso-lombaires, comprimant la moelle.

Observation publiée à la suite de la précédente comme fibroïd devenu sarcomateux.

OBSERVATION XXIX

(Ritter, thèse de Berlin, 1887.)

Quarante-quatre ans, réglée à quinze ans, régulièrement,

mais abondamment. Douleurs depuis dix ans, surtout les trois dernières années. Hémorragies, œdème des membres inférieurs.

Augmentation progressive de la tuméfaction et des douleurs, cachexie.

Le 27 octobre 1886, cachexie marquée. Masse volumineuse molle et sensible à la palpation abdominale, avec petits noyaux durs. Utérus élevé au toucher, se continuant avec la masse abdominale.

Diagnostic : Myome utérin.

Le 30 octobre, laparotomie, amputation supravaginale de l'utérus et ablation des annexes et des ganglions rétropéritonéaux envahis. Drainage vaginal.

La malade se rétablit mais, le trentième jour, apparaissent des symptômes de récidive et accroissement avec une rapidité colossale. La tumeur remplissait tout le ventre le 6 décembre et ouvrit la plaie abdominale. Il s'établit un écoulement purulent avec diarrhée profuse et, le 11 décembre, la malade succomba.

Autopsie. — Utérus augmenté de volume épaissi. Dans la paroi antérieure, tumeur ronde. De la paroi supérieure, se détache une tumeur énorme, molle, enveloppée d'une capsule conjonctive traversée par des masse friables s'avançant vers le péritoine, se composant d'un tissu jaunâtre, fibreux, rappelant le myome, et d'un tissu transparent laiteux. Il y a une autre petite tumeur appendue à la grosse par un large pédicule ayant l'aspect d'un fibromyome.

Examen histologique. — Petite tumeur, fibres musculaires en lamelles, avec petits foyers ronds, avec cirdons conjonctifs dans l'intervalle, aspect d'un fibromyome. Grosse tumeur. A la périphérie, épais faisceaux musculaires entre-croisés, avec gros noyaux ovales comme dans un fibromyome. Au centre, entre les fibres musculaires, il y a de petites cellules ronds très nombreuses en voie de division ; fin réticulum conjonctif.

OBSERVATION XXX

(Ott, *Annales de gynécologie*, 1895.)

Trente-quatre ans, opérée une première fois pour fibrome rétrocervial enclavé (castration). La tumeur diminue rapidement des trois quarts, et les troubles disparurent complètement.

Peu après, la tumeur se remit à augmenter et, au bout de trois ans, la malade menaçait de se suicider si on ne la délivrait pas de ses souffrances au prix de n'importe quel risque.

Nouvelle laparotomie. On trouve l'utérus au sommet d'une tumeur remplissant tout le bassin et remontant jusqu'à l'ombilic. On enlève l'utérus, puis la tumeur (hémostase par compression de l'aorte). Tamponnement ; suppuration de la poche, puis rétablissement complet avec fistule. Nouvelle aggravation. On arrive par la fistule sur des tissus noueux reconnus sarcomateux à l'examen microscopique, tandis que la tumeur enlevée ne semblait pas dégénérée dans ce sens.

Généralisation.

OBSERVATION XXXI

(Gessner, *Handbuch von Veit.*)

Quarante-sept ans, treize grossesses en treize ans. Depuis deux ans, tumeur en voie d'accroissement dans le ventre, douleurs dans les reins et l'abdomen. Ménopause à quarante ans, règles antérieures régulières non douloureuses. Depuis un an, écoulement sanguin presque continu, douleurs plus violentes. Malade pâle, mais non cachetique. Utérus atteint l'ombilic, il est dur et bosselé. Sous anesthésie, on pénètre dans le col et on sent des rugosités : myome sous-séreux dégénéré.

Le 10 juin, hystérectomie vaginale. Mort dans la nuit.

L'utérus enlevé présente de nombreux noyaux blanchâtres sous-séreux.

A l'autopsie, masses sarcomateuses dans les ganglions le long des vaisseaux et les vertèbres.

OBSERVATION XXXII

(Gouilloud, *Lyon médical*, 1896.)

Observation de fibrome négligé.

Malade de cinquante ans qui, en juillet, se présenta porteur d'un utérus volumineux à la consultation d'un de nos confrères qui ne crut pas devoir intervenir, le fibrome n'occasionnant aucun trouble sérieux et la malade étant à l'âge de la ménopause.

En février 1896, la malade était incommodée par des pertes fétides abondantes qui font porter le diagnostic de fibrome sphacélé. Une phlébite fait remettre l'opération.

La malade succombe sans opération et, à l'autopsie, on trouve un myome malin ayant perforé l'utérus et greffé sur les deux ovaires.

Examen histologique de M. Lacroix : « Sarcome à cellules fusicormes, fasciculé. Nous hésitons à donner à cette tumeur une origine musculaire, mais nous croyons que dans la nomenclature du professeur Bard, elle répondrait nettement à la forme embryonnaire des tumeurs musculaires lisses. »

OBSERVATION XXXIII

(Bouilly, *Semaine gynécologique*, 1898.)

Cinquante ans, bonne santé antérieure. Ménopause depuis deux ans, pas d'enfants. Depuis plusieurs années, tumeur dure à accroissement rapide, volumineuse, remontant jusqu'à l'épigastre, vaguement fluctuante, paraissant indépendante de l'utérus qui ne semble pas augmenté de volume. Volumineux papillome de la région ombilicale. Diagnostic de kyste de l'ovaire.

Laparotomie pour kyste, ablation de la tumeur papillaire.

Tumeur volumineuse plus solide que liquide (1 cm. 1/2 d'épaisseur de paroi). Après ablation, on reconnaît un volumineux fibrome pédiculé, inséré sur le bord droit de l'utérus.

Guérison opératoire rapide.

Un an après, ascite considérable, masses volumineuses mamelonnées disséminées dans tout l'abdomen.

La malade a considérablement maigri et changé.

Deux ou trois ponctions d'ascite, liquide sanguinolent.

Mort huit mois après avec cachexie profonde.

OBSERVATION XXXIV

(Franqué, *Zeitschrift für Geburschülfe und Gynaekologie*, 1899.)

Th. H., cinquante-trois ans, VII pare, bonne santé antérieure; réglée à dix-sept ans régulièrement jusqu'à quarante-huit ans, âge de la ménopause.

A cinquante ans, écoulement sanguin irrégulier jusqu'en mai 1896, depuis lors suspendu. La malade remarqua qu'une tumeur du volume d'une noisette sortait par la vulve, saignant au moindre contact. Elle s'accrut de même que les hémorragies, et la malade dut entrer à la clinique.

Examen le 3 septembre 1896. Hors de la vulve, pend une tumeur grosse comme une orange, ulcérée, saignante. Section après ligature du pédicule. Pas d'examen.

Utérus agrandi, donnant à la curette la sensation de masses rugueuses.

Opération le 17 septembre 1898. Immédiatement avant l'opération, on sent à côté de l'utérus une tumeur isolée, grosse comme une pomme, assez dure à droite.

Hystérectomie vaginale, ablation par morcellement de la tumeur de droite. Guérison opératoire.

La malade meurt chez elle en avril 1899, probablement par récidive.

Examen des pièces. — Utérus augmenté de volume, dur,

lisse, avec bosselures arrondies. A la coupe, on distingue une série de tumeurs rondes ou ovales. La tumeur enlevée par morcellement est bosselée, molle ; les portions de trompe et d'ovaire, faisant corps avec les fragments, ne semblent pas altérés.

Examen histologique. — Dans la tumeur utérine comme dans le métastase, on trouve de grosses cellules rondes, à gros noyau et des cellules fusiformes disposées sans ordre, entourées de tissu fondamental fibrillaire ou granuleux.

Sur l'ovaire, on trouve à la surface un petit noyau métastatique qui se continue avec la profondeur à travers la couche corticale intacte.

OBSERVATION XXXV

(Franqué, *Zeitschrif für Geb. und Gyn.*, 1899.)

Cinquante-neuf ans, réglée à vingt ans, IV pare, menstruation régulière.

En automne 1894, elle commence à perdre du sang à intervalles irréguliers pendant trois mois. Dans les derniers jours, frissons répétés. La température n'a pas été prise.

Le 16 mai 1895, dans la paroi antérieure de l'utérus, tumeur lisse allant jusqu'à l'ombilic. Malade très anémiée et maigre. Dans la paroi postérieure du vagin, deux noyaux gros comme une noisette. Ecoulement sanguin assez abondant. Température, 38 degrés. Pouls 90.

17 mai. — Après un lavage utérin, retour des frissons, température 40 degrés.

Rien au poumon. Le myome devient fluctuant.

20 mai. — Température avant l'opération, 39 degrés.

Amputation supravaginale avec pédicule externe. A la partie supérieure de la plaie, réunion *per primam.*

30 mai. — Elimination du moignon. Température, 38 degrés. Léger point de côté, expectoration sanglante, râles inspiratoires sans attention notable de la percussion.

9 juillet. — Vomissement brusque et violent ; le jour précédent, la malade s'était sentie bien. Le vomissement dure toute la nuit.

10 juillet. — Collapsus, ventre gonflé, douloureux, vomissements brun vert, puis selles et gaz abondants. Mort à midi 45.

Autopsie. — Péritoine lisse, brillant. Adhérences au niveau de la partie inférieure de la plaie, englobant le col utérin, le cæcum, la vessie à 2 à 3 centimètres de l'entrée se trouve une tumeur ulcérée dans la paroi vaginale.

Les deux poumons sont parsemés de noyaux mous, ayant le même aspect que le noyau vaginal.

L'utérus enlevé contient une tumeur sous-muqueuse grosse comme une tête d'enfant, ayant l'aspect d'un myome gangrené. Les noyaux métastasiques sont nécrosés au centre et contiennent des caillots. A la périphérie, on voit de grosses fibres formant un tissu caverneux, entre lesquelles on voit des grosses cellules fusiformes très longues et rondes disposées sans ordre régulier avec un gros noyau riche en chromatine.

CHAPITRE III

ANATOMIE PATHOLOGIQUE

I. — Caractères macroscopiques

A l'autopsie ou au cours d'une intervention chirurgicale, on peut trouver des tumeurs de différents aspects.

Tantôt la tumeur est régulière, unie ou lobulée, mais bien limitée; se continuant avec le fond de l'utérus qui paraît considérablement augmenté de volume, ou implantée sur le fond utérin par une pédicule plus ou moins large. Tantôt ce sont des tumeurs irrégulières, lobulées, divisées, rattachées au péritoine et à la paroi par des pédicules ou de larges adhérences. Le volume est variable ; il atteint au minimum celui d'une tête fœtale ou d'adulte ; mais en peut voir des tumeurs énormes comme celle de l'observation II, qui pèse 29 livres.

La couleur est soit blanc mat, soit rouge, soit jaune paille avec des points hémorragiques rouge brun. On voit souvent à la surface de la tumeur serpenter de grosses veines brunâtres. La consistance est ferme et dure dans la plus grande étendue, avec des points plus mous.

A la coupe, la surface semble composée de trousseaux fibroïdes blancs, intriqués et entre-croisés dans divers sens, séparés par une substance plus molle, plus transparente et homogène. La consistance est ferme. En d'autres points le tissu est plus mou et a l'aspect « myxoïde ». Enfin, on trouve des cavités kystiques de volume variable, pouvant atteindre celui d'une tête d'adulte, ou, au contraire très petites (Géodes de Cruweilhier), dont la paroi a le même aspect que le reste de la tumeur, et dont le contenu est tantôt citrin, tantôt brun noirâtre, hémorragique.

On peut voir à la surface de la tumeur de petits kystes transparents jaunes ou brun foncé, dont le volume varie de celui d'un pois à celui d'une figue, consistance mollasse.

Les métastases se présentent, le plus souvent, sous forme de petits noyaux blanchâtres du volume d'une pomme au plus, généralement gros comme un pois ou une châtaigne ayant la même consistance que la tumeur principale. Il est rare de rencontrer comme dans l'observation XIX un noyau massif dans le foie faisant saillie à l'extérieur comme une demi orange ou une pseudo-caverne à contenu myxoïde en rapport avec les bronches comme dans l'observation XVII.

Le siège des noyaux de généralisation est le plus fréquemment le poumon, le foie, puis le péritoine. On voit également dans les ganglions lymphatiques, les vertèbres, les muscles, la peau, les méninges, etc.

II. — Examen histologique.

Aspect général. Groupement cellulaire. — A un faible grossissement, on voit dans le champ de la préparation les cellules disposées dans deux directions perpendiculaires l'une à l'autre, et coupées les unes en long, les autres transversalement. Les fibres coupées dans le sens de la longueur sont groupées en faisceaux, en bandes, dans lesquelles on voit les noyaux à peu près parallèles les uns aux autres et, suivant la même direction. ces noyaux forment des arcades, des volutes, des ondulations des dessins variés. Ces courants de fibres changent de direction, se divisent, viennent se joindre à d'autres faisceaux. Dans les mailles constituées par les bandes, on trouve les cellules coupées transversalement sous forme de petits cercles dont le centre est occupé par un point coloré.

b) A un fort grossissement, sur des coupes ou sur des préparations par dissociation après action de la potasse à 40 % ou de l'acide azotique à 20 %, on voit que les éléments ont tantôt la forme typique, mais qui est toujours un peu différente de la cellule utérine normale, au moins par les dimensions supérieures à celle de la fibre adulte, tantôt une forme atypique ou métatypique.

Sur les préparations de myome typique, les fibres coupées en long ont l'aspect de fuseaux allongés à extrémités effilées, dont le protoplasme est grenu ou légèrement strié en long et se colore en rose par l'éosine, en acajou par le carmin, en violet par l'hématoxyline, en jaune par le picro-carmin et, par le procédé de Van Gieson, en gris violet par le procédé de Kleinenberg.

Le noyau est très net, en forme de bâtonnet, prenant très fortement les colorants (bleu intense à l'hématéine ou hématoxyline, brun violet au Van Gieson, rouge intense au picro-carmin, rouge au procédé de Kleinenberg avec un ou plusieurs nucléoles.

Les fibres coupées en travers ont l'aspect de cercles concentriques dont le plus petit est fortement coloré et de dimensions variables, suivant le point de la cellule par où passe la coupe ; il peut même ne pas être visible.

Mais nous n'avons pas toujours une forme aussi typique. Le corps cellulaire peut être plus épais et plus court, correspondant à la forme décrite par Callender sous le nom de cellules en grains d'avoine ; il peut présenter une forme de plus en plus éloignée du fuseau à deux extrémités effilées. On voit des éléments à une seule pointe ou à contour irrégulier, dentelé, à plusieurs pointes, ayant l'aspect de cellules étoilées. Enfin, on voit des éléments ronds sans aucun caractère.

Sur une même préparation, on peut voir tous les intermédiaires entre la cellule ronde la plus atypique et le fuseau le plus net (Paviot et Bérard).

Le noyau est par places plus ou moins ovale, même fusiforme, il est moins allongé et peut perdre de plus en plus la forme de bâtonnet. Il arrive même à être rond ou prend des formes irrégulières, celle d'un rein par exemple.

Plusieurs auteurs signalent dans les cellules des figures de Karyokinèse (Morpurgo, Ulesko-Stroganowa, Beesten).

Çà et là, on trouve dans certaines préparations des noyaux très volumineux, ayant une circonférence colossale, teintés très fortement par les colorants, entourés d'une masse protoplasmique également considérable, ovale ou ronde, ou irrégulière, échancrée, en bissac. Ces cellules géantes mononucléées, ont été vues par MM. Devic et Gallavardin dans un myome malin de la peau récidive et dans un myome utérin volumineux enlevé chirurgicalement. Ils ont été également signalés dans le myome malin de l'utérus par Mme Ulesko-Stroganowa. Elle a également trouvé des cellules géantes multinucléées, dont les noyaux se trouvent suivant le plus long diamètre de la cellule ou à la périphérie dans les cellules plus larges. Morpurgo les avait déjà observées dans la tumeur utérine d'énormes cellules rondes ou ovales, multinucléées et retrouvé ces cellules géantes dans le noyau métastique de l'intestin. Elles sont également signalées par Beesten. Actuellement, aucune explication n'est encore donnée sur la nature de ces formations cellulaires géantes.

Enfin, dans le protoplasma des fibres-cellules, Morpurgo signale la présence de masses homogènes, transparentes, prenant fortement les colorants et de dimensions variables. Ce sont tantôt de petits corpuscules hyalins, analogues à de petites vacuoles, situées aux extrémités des fuseaux cellulaires, tantôt des masses plus volumineuses occupant le centre de la cellule au voisinage du noyau, qui est souvent refoulé à une des extrémités, recroquevillé. Ces corpuscules, avides de réactifs acides (fuchsine acide, van Gieson) ne donnent par la réaction do la substance amyloïde et ne réagissent pas au brun de Bismark comme la substance colloïde.

Quelle est la nature de ces masses? Morpurgo ne pense pas que ce soit des corps étrangers ou des parasites (la description des « Sarkom sporozoen » ne ressemble guère à celle des corpuscules hyalins) : 1° parce qu'ils n'existent pas en dehors des cellules ; 2° parce qu'on les trouve uniquement dans les cellules adultes ; 3° parce qu'on peut suivre tous les stades de passage des petits fragments vasculaires aux grosses masses centrales périnucléaires.

Ces corps hyalins ont également été observés par Mme Ulesko-Stroganwa.

Il s'agit probablement d'une substance formée dans les cellules ayant les caractères de la dégénérescence hyaline, décrite par Rucklinghausen (substance homogène, réfringente, transparente, ovoïde, de couleurs acides d'aniline, sans réaction iodée, produit de l'évolution de certaines cellules).

c) Entre les cellules, il existe une substance amorphe très peu abondante, visible seulement à un fort grossissement. Mais il n'y a pas de stroma conjonctif, les cellules sont intimement accolées les unes aux autres. On ne trouve de tissu fibreux qu'au voisinage des vaisseaux, très visible et coloré en rose au van Gieson.

d) Les vaisseaux sont assez rares, ils sont généralement normaux, avec un endothélium distinct ; les artérioles ont leur double couche musculaire entourée d'un anneau conjonctif. Les veines apparaissent comme des pertes de substance dans le tissu de la tumeur.

e) Il nous reste à envisager maintenant les points myxoïdes.

Les parties de la tumeur qui entourent ces îlots, de même que la paroi des cavités kystiques, présentent la même structure que les parties solides de la tumeur. La surface interne des pseudo-kystes est dépourvue d'endothélium.

Le tissu myxoïde lui-même est constitué par de petits îlôts de cellules rondes ou fusiformes, séparés par une substance amorphe, transparente, ne primant pas les colorants, contenant quelques rares fibrilles et, de distance en distance, des cellules rondes et des cellules fusiformes.

Les vaisseaux y sont abondants, on note même des points hémorragiques.

III. — Histogénèse.

On peut réunir sous trois chefs principaux les théories qui ont essayé d'expliquer l'origine et le développement du léiomyome malin. Nous les désignerons, en les citant par ordre chronologique, sous les noms de théories conjonctive, endothéliale et musculaire.

La première de ces théories est basée sur la conception ancienne de Virchow, qui faisait provenir toutes les tumeurs du tissu conjonctif ; puis, quand la même propriété fut reconnue au tissu épithélial, l'origine conjonctive fut limitée aux tumeurs des tissus dérivés du mésoderme. Cette théorie, qui semble n'avoir plus de défenseurs aujourd'hui et ne présenter qu'un intérêt purement historique, se retrouve cependant dans la conception de Brault qui continue à faire du sarcome utérin une tumeur conjonctive. « La production du sarcome aux dépens du myome est exceptionnelle. Le sarcome de l'utérus est déjà rare, il est plus souvent primitif que secondaire, c'est-à-dire qu'il prend naissance dans le tissu fibreux. »

Telle est la thèse de Virchow, de Birsch-Hirschfeld, de Frangère, rajeunie par Brault, et qui refuse de voir dans l'élément musculaire l'origine du sarcome.

La théorie que nous avons appelée endothéliale est soutenue de France par M. Pilliet et son élève Coste. En Allemagne, elle a pour défenseurs Orth, Pfamenstiel, Amann, Selon ces auteurs, le myome prend naissance dans la tunique musculaire des petits vaisseaux de l'utérus, dont les cellules se multiplient ; et les couches les plus vieilles, rejetées à la périphérie et n'étant plus suffisamment nourries, dépérissent et sont remplacées par du tissu fibreux. C'est un myome d'origine vasculaire. Dans la tumeur ainsi constituée, on voit les capillaires augmenter de nombre en même temps que leurs cellules endothéliales se multiplient et arrivent à former plusieurs couches dans la lumière du vaisseau. Le néoplasme se propage alors en vertu de son pouvoir d'extension au tissu voisin ; il dissocie les fibres musculaires, les détruit et prend leur place. Enfin, la prolifération endothéliale arrive à oblitérer complètement la lumière des vaisseaux et le tissu privé de ses matériaux nutritifs se nécrose. Nous reviendrons plus loin sur ce mécanisme de production des cavités kystiques que l'on rencontre constamment dans le « sarcome de l'utérus ». Une telle théorie doit être basée sur des faits d'observation, et c'est précisément ce fondement qui lui manque, comme l'ont fait remarquer MM. Paviot et Bérard, qui, à l'examen des préparations de myome malin, n'ont pu retrouver ni la disposition concentrique des cellules autour des capillaires, ni la prolifération endothéliale.

Aucune des théories précédentes ne reconnaît au muscle lisse le droit de faire primitivement du cancer ; et il faut arriver à Pick, Von Kalden, Williams, pour voir émettre l'hypothèse d'un véritable myome malin primitif. Pour Pick, les sarcomes utérins proviennent de la transformation sarcomateuse des cellules du myome originel. Si on examine les coupes de ces sarcomes, on voit au voisinage du foyer sarcomateux des cellules musculaires « adultes » qui sont le reliquat de l'ancien myome et qui subiront à leur tour la dégénérescence au fur et à mesure de l'évolution de la tumeur.

MM. Paviot et Bérard objectent : 1° que l'on peut voir des myomes malins d'emblée, inexplicables par la théorie de Pick ; 2° qu'il serait impossible de retrouver les cellules-mères du myome au sein d'une tumeur souvent volumineuse, ayant complètement dissocié le muscle utérin. Il serait plus légitime d'admettre que les fibres « adultes » sont non l'origine mais le résultat de l'évolution des cellules de la tumeur qui tendent vers la forme typique en vertu de la loi générale qui veut « que toute cellule continue à évoluer normalement ou anormalement sans jamais conserver un état stationnaire » (Tripier) et à plus forte raison sans régresser.

Tout tissu est en état de rénovation cellulaire constante ; si, par un mécanisme encore hypothétique, cette régénération est troublée, elle aboutit à la formation d'éléments anormaux qui constitueront le néoplasme. Nous ajouterons en terminant que le trouble dans la régénération du muscle qui produira le myome malin de l'utérus ne porte pas uniquement sur l'élément noble, mais aussi sur l'élément conjonctif qui lui est intimement uni, en un mot sur le tissu utérin tout entier.

Quel est la signification des îlots myxoïdes et des cavités kystiques ? Cette transformation est considérée par la plupart des auteurs comme une dégénérescence, un processus nécrobiotique qui, après résorption du myome cellulaire, donne le kyste. C'est la théorie de Virchow. M. Pilliet explique ce processus de mortification par l'oblitération vasculaire. Nous avons vu comment, suivant cet auteur, le sarcome né de l'endothélium des vaisseaux peut arriver à oblitérer complètement leur lumière ; le tissu voisin, privé de ses matériaux, se mortifie. Nous avons également montré que cette théorie n'était pas soutenable et, s'il est vrai qu'on puisse observer dans les myomes ou leurs métastases des points mortifiés, leur aspect est très différent des points myxoïdes.

Koester, Rumler expliquent la production du tissu myxomateux par l'infiltration œdémateuse du tissu conjonctif ou musculaire. Pour Cruveilhier, les points myxoïdes des myomes « sont la conséquence de l'œdème, dont le liquide infiltré d'abord dans l'épaisseur du corps fibreux se réunit en masse plus ou moins considérable dans une cavité anfractueuse ».

MM. Paviot et Bérard ont montré que dans la plupart des myomes observés par eux, la circulation était suffisante et que la transformation myxoïde ne pouvait être expliquée que par des œdèmes partiels qui, au contact des cellules jeunes, se change en mucine, en vertu du pouvoir sécrétoire de ces cellules.

Ce tissu, généralement considéré comme une zone de dégénérescence, est au contraire un foyer d'accroissement, comme l'a montré M. le professeur Tripier. On voit, en effet, au voisinage des vaisseaux, de petites cellules sans caractères musculaires dans une substance fondamentale abondante. Au fur et à mesure que ces cellules grandissent et se différencient, la substance hyaline devient plus rare, et quand elles ont atteint leur complet développement, la substance intercellulaire est réduite à une ligne très fine.

Ainsi, loin de considérer les cellules rondes comme un stade de régression et les points myxoïdes comme des zones dégénérées, il est plus logique et plus conforme aux faits de voir dans les fibres typiques l'aboutissant de l'évolution des petites cellules, qui prennent naissance et se développent dans la substance hyaline, l'ensemble constituant le point myxoïde, centre actif de prolifération.

C'est pourquoi on les trouve en grand nombre dans les myomes à développement rapide.

CHAPITRE IV

ÉTIOLOGIE

L'étiologie du myome malin est très vague, comme celle du cancer en général.

C'est une affection rare, étant donné le grand nombre des myomes. Mais la fréquence est difficile à apprécier étant donné le grand nombre de myomes opérés. Il est difficile de s'en rendre compte de la fréquence d'après les statistiques. Péan, sur 300 malades opérées par lui, n'a vu que 2 récidives avec transformation sarcomateuse. Gurlt donne le chiffre de 2 fibromyomes devenus sarcomateux sur 883 observations. Martin donne le chiffre de 6 sur 205 dans une première série et de 3 pour 100 dans une seconde. D'autre part, Gusserow, Gessner donnent des chiffres incomparablement plus élevés. Cette proportion considérable est probablement imputable à la confusion qui s'attache encore au sarcome. De plus, il est possible que des cas de myomes malins passent inaperçus par suite d'une observation d'une trop courte durée.

L'âge des malades varie entre quarante-cinq et soixante-deux ans ; l'âge moyen pour le maximum des cas est cinquante à soixante ans. Nous ne relevons, en dehors de ces limites, qu'une fois l'âge de vingt-trois ans, et une fois celui de soixante-neuf.

C'est donc à peu près à l'âge de la ménopause ou peu après que le myome devient malin ; et, dans les cas où l'âge de la cessation des règles a été observé, nous voyons en effet que c'est deux ans ou cinq ans après la dernière menstruation que se manifeste la malignité. Dans quelques cas, cependant, le début a été tardif (plus de douze ans et même dix-neuf ans après la cessation des règles. Cette notion est bien en rapport avec l'opinion commune qui veut qu'à la ménopause les fibromes régressent, nous ajouterons qu'ils peuvent dégénérer.

Le myome primitif est le plus souvent ancien. Il existe ordinairement depuis dix à douze ans avant de devenir malin, depuis vingt-sept ans même dans une de nos observations. Plus rarement, il est récent et date de deux à trois ans.

Dans les cas de myome récidivant, on peut envisager la question du traitement antérieur. Nous remarquons que, dans presque tous les cas, l'opération était radicale (extirpation totale ou amputation supravaginale) ; une seule fois nous notons la myomectomie. La récidive a eu lieu tantôt deux à trois mois après l'extirpation totale ou subtotale, tantôt sept ans après l'amputation supravaginale et quinze mois après la myomectomie.

Il nous est impossible de contrôler l'influence de la grossesse, car, sur nos trente-cinq observations, vingt-cinq ne donnent aucun renseignement sur la parité, et nous ne pouvons que constater que sur les dix autres malades, deux seulement étaient nullipares.

Notons enfin que dans un cas on a signalé un traumatisme de la région sacrée pendant une période menstruelle, suivi deux mois après de l'apparition des premiers symptômes de myome malin.

CHAPITRE V

DESCRIPTION CLINIQUE

Le tableau clinique est variable, suivant qu'il s'agit d'un myome récidivé ou généralisé.

Dans le premier cas, une femme ayant subi une opération pour un fibrome voit, plus ou moins longtemps après, reparaître les symptômes qui avaient commandé la première intervention : le ventre se met à augmenter de volume, les hémorragies qui avaient cessé reviennent, la malade se met à souffrir ; si on l'examine, on trouve l'abdomen occupé par une tumeur bosselée, irrégulière ou lisse, qu'on peut également sentir par le vagin, faisant corps avec le moignon utérin ou indépendante. Dans ce cas, le diagnostic de la récidive d'un myome, qui semblerait ne pas être douteux *a priori*, est cependant très discuté en pratique.

Mais la difficulté est beaucoup plus grande quand le myome n'a pas été opéré et surtout quand il n'a pas été reconnu avant de se manifester avec des caractères malins. Au début, il est presque impossible de dire comment le myome va évoluer, mais l'accroissement rapide de la tumeur abdominale, qui s'est jusqu'alors développée progressivement, doit faire songer à la malignité.

M. le professeur Fochier disait que chez une femme ayant dépassé la ménopause si, au cours de l'évolution d'un fibromyome ayant subi un arrêt dans son développement, il se produit une augmentation rapide de volume avec phénomènes de compression, douleurs dans les membres inférieurs, il fallait penser à la mauvaise nature de la tumeur.

Les douleurs prennent en effet une intensité particulière, les métrorragies peuvent être très abondantes et, dans quelques cas, on a observé une cachexie marquée, faisant penser au cancer. A l'examen, on trouve une masse abdominale plus ou moins lobulée, faisant corps avec l'utérus, fluctuante en certains points.

Enfin, on peut observer des symptômes dûs aux métastases, le plus souvent à la fin de l'évolution de la maladie.

Après rapide tableau d'ensemble, nous devons examiner la valeur des principaux symptômes du myome malin.

L'accroissement de volume est un signe constant, mais il est rarement le premier symptôme qui attire l'attention de la malade. La tumeur qui a évolué jusqu'alors comme un myome ordinaire se met brusquement à prendre un volume énorme, soit en un an (obs. VII), soit en quelques mois pour le plus grand nombre, soit même en quelques semaines (obs. II). L'abdomen bombe en avant et on peut voir des phénomènes de compression se traduisant par des troubles de la miction ou de la défécation.

L'hémorragie est presque toujours le signe de début. Ou bien la malade n'est plus réglée ; elle est surprise de voir un retour de règles, qui deviennent de plus en plus abondantes et arrivent même à être continues ; ou bien la malade est encore réglée, mais l'écoulement menstruel devient plus fort, puis se répète dans l'intervalle des époques. Il en résulte une anémie progressive, souvent accompagnée d'une faiblesse considérable qui décide la malade à voir un médecin, soit que les pertes sanguines aient un début brusque et une intensité alarmante, soit qu'elles se répètent tous les jours ou qu'il y ait un suintement sanguin continu. Les hémorragies, qui sont presque la règle, peuvent cependant manquer (obs. I et II). Elles prennent de la valeur au point de vue de la malignité, quand elles ont une intensité marquée et à début brusque ou quant elles se reproduisent après avoir disparu.

Les douleurs apparaissent d'ordinaire dès le début, plus rarement elles sont tardives. Ce sont tantôt des douleurs vagues, sourdes, profondes, une sensation de pesanteur pénible, des tiraillements ; tantôt, au contraire, elles ont un caractère très aigu, lancinant, et peuvent même devenir intolérables, comme dans l'observation XXX. Ajoutons que leur intensité n'est pas du tout proportionnelle au volume de la tumeur. Leur siège est toujours l'abdomen ; elles peuvent s'étendre dans les reins et s'irradier suivant le trajet du crural et du sciatique (obs. XIX). Leur maximum est au bas du ventre.

Nous avons vu précédemment la valeur de l'ascite dans l'appréciation de la malignité. C'est un symptôme rare ; nous l'avons cependant observé chez les deux malades de M. Pollosson (obs. I et II, VII, XXI, XXXIII). Mais il est difficile à apprécier cliniquement à cause de la tumeur principale et des noyaux péritonéaux. Dans l'observation II, elle est seulement perceptible par le vagin. Le plus souvent, le liquide péritonéal n'est reconnu qu'à l'ouverture du ventre. Dans les cas où la ponction a été pratiquée (obs. XXXII, XXI), le liquide était hémorragique, et dans l'observation XXI l'examen microscopique a montré la présence de globules rouges et blancs et même de cellules fusiformes.

La cachexie est un signe très inconstant (obs. V, XIX, XXIV) ; elle se trouve généralement dans les formes à marche rapide, elle est alors d'ordinaire précoce. Elle peut s'observer à la fin de l'évolution du myome malin.

Les ganglions sont loin d'avoir l'importance qui leur est accordée dans le cancer épithélial, ce sont des trouvailles d'autopsie ou d'opération. Dans deux cas (obs. XXV et XXI), les ganglions inguinaux étaient nettement augmentés de volume et à l'autopsie reconnus « sarcomateux ».

Ces symptômes se retrouvent pour la plupart dans les myomes bénins, et ils ne prennent d'importance que par la brusquerie de leur début et leur intensité. Les signes rares dans le fibromyome sont très inconstants. On ne peut donc actuellement que soupçonner cliniquement la malignité d'un myome, à moins que la récidive ne soit nette.

Les symptômes dus aux métastases sont également inconstants ; le plus souvent, les noyaux de généralisation ne sont reconnus que pendant l'opération ou à l'autopsie et, quand ils sont cliniquement manifestes, on les rattache rarement à leur véritable cause.

Ce sont le plus souvent des phénomènes respiratoires, quelquefois des phénomènes paralytiques ou douloureux.

La dyspnée est presque toujours notée dans l'histoire d'une malade, à l'autopsie de laquelle on trouvera des noyaux de généralisation pulmonaire. Elle peut être très intense, le plus souvent continue, rarement à type pseudo-asthmatique (obs. XVIII). Elle est tantôt liée à une diminution du champ de l'hématose par le nombre des noyaux métastiques (obs. VI, VII, XVIII, XIX, XXI, XII, XIV); tantôt à la présence de noyaux diaphragmatiques (obs. XIX), tantôt à la présence d'un épanchement pleural dont on constate alors tous les signes.

L'épanchement est un phénomène assez rare (obs. X, XIX), le liquide est citrin ou hémorragique.

Certaines malades ont de la toux, qui tantôt est inexplicable, comme la dyspnée par les signes sthétoscopiques ; tantôt, au contraire, coïncide avec la présence de râles bulleux plus ou moins fins, d'obscurité respiratoire (obs. XVIII), ou même de souffle et de matité en foyers (obs. XXIV). Il peut y avoir une expectoration muqueuse, aérée (obs. XVIII, XXIV) ; dans l'observation XVIII, on voit brusquement survenir une expectoration abondante, gélatineuse, une véritable vomique analogue à celles rarement dans la tuberculose pulmonaire Enfin on peut qu'on observe dans la dilatation des bronches, ou plus voir survenir une hémoptisie

Les métastases dans les vertèbres amènent la compression de la moelle ou des racines nerveuses et se traduisent par des phénomènes paralytiques, soit à forme hémiplégique (obs. XX), s'accompagnant de miction involontaire et inconsciente, soit à forme paraplégique (obs. XXVIII), suivant le siège de la lésion.

Dans l'observation XXIV, la tumeur méningée comprimant la circonvolution pariétale ascendante produit une monoplégie et du nystagmus.

Ces paralysies sont toujours incomplètes et peu accentuées, mais cependant nettement appréciables.

Signalons en terminant les douleurs prises par les malades pour des douleurs rhumatismales dans la colonne vertébrale (obs. XX) ou dans les muscles (obs. XVIII), suivies de l'apparition d'une tumeur dans ces régions.

CHAPITRE VI

DIAGNOSTIC

Le diagnostic est plus facile quand la présence d'une tumeur musculaire de l'utérus a déjà été reconnue. Il faut songer à un myome malin en présence des faits suivants :

1° Un myome à la ménopause, au lieu de régresser, augmente de volume ; 2° à la ménopause apparaissent de nouvelles hémorragies ; 3° la cachexie se montre au cours de l'évolution d'un myome ; 4° les douleurs ne sont pas en rapport avec le développement de la tumeur ; 5° présence d'ascite ; 6° consistance molle du myome ; 7° la récidive.

Mais quand on se trouve du premier coup en face d'un myome malin, le diagnostic est plus complexe.

On peut confondre le cancer musculaire lisse :

D'abord, avec le cancer du corps utérin généralisé. L'accroissement de volume, les pertes sanguines, les douleurs, les sensations fournies par le palper et le toucher de masses volumineuses se rattachant au corps utérin ou indépendantes, l'ascite, sont autant de caractères communs. Mais l'évolution du cancer épithélial est plus rapide, la cachexie est toujours prononcée à cette période et s'accompagne de la teinte jaune paille des téguments.

Il y a des ganglions à distance. Les pertes sanguines ont une odeur caractéristique dans leur intervalle, il s'écoule une sérosité roussâtre. Enfin, le curetage explorateur qui, dans le cancer du corps ramènera des masses bourgeonnantes néoplastiques, montrera dans le myome malin la muqueuse intacte et donnera à la curette une sensation spéciale de rugosités fermes.

Les tumeurs solides de l'ovaire sont généralement indiquées au début par l'augmentation progressive du ventre et les douleurs. L'accroissement de volume de l'abdomen est dû à l'ascite (hémorragique), au développement de la tumeur elle-même, qui peut s'étendre jusqu'à l'utérus qui devient immobile au toucher et semble se continuer avec elle, enfin aux métâstases; de sorte qu'un palper et un toucher même attentifs peuvent induire en erreur. Les hémorragies manquent, mais elles peuvent également être absentes dans certains cas de myome malin.

Le kyste de l'ovaire est déjà difficile à distinguer du myome bénin et donne les mêmes signes de compression, la même sensation de tumeur en connection avec l'utérus, ou semblant pédiculée. Quand le kyste devient très volumineux et occupe tout l'abdomen, il peut être confondu avec le myome malin, et la présence d'ascite ou de points kystiques peut donner la même sensation qu'un kyste volumineux. L'erreur a d'ailleurs été commise dans quelques-unes de nos observations et dans l'observation XXIII la ponction du kyste seulement a montré qu'il s'agissait d'une tumeur solide.

Le diagnostic est encore plus difficile quand survient une complication du kyste ovarique, décrit par les Allemands sous le nom de « pseudo-myxome du péritoine ».

C'est une modification de la séreuse, se produisant après la rupture du kyste et l'évacuation totale ou partielle de son contenu dans la cavité abdominale est due à une réaction spéciale du péritoine au contact du contenu kystique.

Cette lésion se présente sous forme de masses gélatineuses semi-transparentes, le plus souvent cloisonnée par de fines membranes, libres ou adhérentes aux organes abdominaux. Cette affection se manifeste par l'augmentation de volume du ventre, des douleurs vagues dans l'abdomen, de l'amaigrissement avec perte de forces. A l'examen, on trouve au toucher et au palper des masses plus ou moins dures ou fluctuantes, dans lesquelles l'utérus est souvent englobé. Le diagnostic est fait après l'ouverture de la paroi abdominale.

La grossesse peut donner à un myome déjà existant un accroissement rapide et une consistance plus molle qui peuvent faire croire à une transformation maligne de la tumeur. Ajoutons que les hémorragies peuvent persister pendant la grossesse et que, d'ailleurs, elles peuvent manquer dans le myome malin, et qu'enfin, le palper est rendu particulièrement difficile par la présence de la tumeur utérine.

Le cancer du péritoine, quand il n'a pas débuté par une phase aiguë (avec fièvre, douleurs abdominales aiguës, vomissements, etc.), se manifeste par un accroissement du volume de l'abdomen, des douleurs obscures, de l'ascite hémorragique, avec circulation veineuse très développée de l'abdomen. A l'examen, on sent des masses volumineuses dans la paroi ou dans le mésentère et dont on ne peut pas déterminer la nature.

Cette affection est d'ordinaire secondaire à un cancer

d'un organe abdominal : ovaire, utérus, estomac, intestin, voies biliaires ; et la connaissance de la tumeur primitive guidera le diagnostic. Mais ses difficultés sont considérables quand le cancer viscéral est resté latent, ou quand il s'agit de tumeurs mésentériques primitives.

CHAPITRE VII

PRONOSTIC ET TRAITEMENT

L'évolution du myome malin est toujours plus lente que celle du cancer épithélial. Elle peut cependant être considérée comme fatale.

Terillon limite à deux ans la durée de l'affection, depuis l'apparition des premiers signes de malignité. Le plus souvent, la durée est de cinq ans ; elle peut être même plus considérable. Dans certains cas, même le myome et ses métastases ont été des trouvailles d'autopsie.

La mort est due aux progrès de la cachexie, à laquelle s'ajoutent les troubles provenant de l'augmentation de volume de la tumeur, souvent aussi aux métastases, et en particulier aux accidents pulmonaires qui, dans un grand nombre de cas, précède la mort des malades.

Les opérations partielles (myomectomie) ou totales (hystérectomie) semblent avoir le même résultat au point de vue de la récidive.

La question de l'opération systématique de tous les myomes parce qu'ils peuvent devenir malins, ne se pose même pas, quand on considére le grand nombre de ces tumeurs qui restent stationnaires et d'autre part les cas de récidives.

Mais, abstraction faite des fibromes nécessitant l'intervention pour les troubles dus à leur volume, nous croyons que l'opération est indiquée pour les myomes à développement rapide, avec hémorragies et douleurs croissantes, avec ascite, et particulièrement au voisinage de la ménopause, car on doit se méfier dans ces cas d'une évolution maligne prochaine ou peut-être au début.

L'opération radicale a donné des résultats parfaits dans les observations de MM. Paviot et Bérard, où la généralisation n'était pas commencée.

Quand le myome malin est déjà développé et que, par son volume, par ses généralisations, par ses symptômes douloureux et fonctionnels, par ses hémorragies, il semble devenir dangereux, on doit tenter l'ablation de ces masses néoplasiques. Parmi les malades opérées qui figurent dans nos observations, deux sont mortes accidentellement (péritonite, occlusion intestinale), l'autre a actuellement un excellent état général, malgré son âge avancé, et une première récidive.

CONCLUSIONS

I. La connaissance récente du myome malin tient à l'application nouvelle des données de M. le professeur Bard à une notion déjà vieille, la possibilité de la transformation maligne dans les fibromes, antérieurement décrite au point de vue clinique et anatomique sous les noms de : fibro-sarcome, myo-sarcome, fibro-myosarcome, sarcome de la paroi utérine, myome sarcomateux ou dégénéré.

II. On a donné plusieurs caractères histologiques de la malignité des myomes (points myxoïdes, Paviot et Bérard ; figures de Karyokinèse dans le noyau des fibres-cellules). Leur valeur n'est toutefois pas encore assez nettement établie. La récidive et la métastase sont pour le moment les seules preuves incontestables de la malignité du myome.

III. La tumeur, au point de vue histologique, est composée d'éléments typiques ou atypiques, rappelant toujours la cellule musculaire lisse avec son fuseau. Leur groupement en volutes, en tourbillons, en faisceaux entre-croisés est lui aussi très caractéristique.

IV. Le cancer musculaire lisse se développe à n'importe quel moment de l'évolution du myome, principalement avec et après la ménopause. L'accroissement rapide de la tumeur est le meilleur signe clinique. L'ascite est un signe inconstant, la cachexie un signe tardif, de même que les symptômes dus aux métastases. La réapparition des hémorragies utérines après la ménopause est un bon signe clinique ; il doit faire songer à la greffe d'un épithélioma sur la muqueuse du corps, mais surtout au myome malin, si ces hémorragies concordent avec un accroissement rapide de la tumeur.

V. Le myome malin peut être confondu avec le cancer du corps généralisé, les utérus fibromateux avec grossesse, les tumeurs solides ou kystiques de l'ovaire, le pseudo-myxome du péritoine et le cancer péritonéal.

VI. La fréquence de l'évolution maligne du myome est difficile à apprécier, étant donné qu'on opère maintenant la majorité des fibromes (Martin donne le chiffre de 6 sur 205 dans une première série, de 3 pour 100 dans une seconde). Cette notion de la malignité, dans les proportions que nous venons d'indiquer ne contre-indique pas les opérations partielles dans la thérapeutique générale des fibromes.

Toute tumeur suspecte au point de vue de la malignité de par son évolution rapide doit être enlevée radicalement. Les récidives doivent être opérées. Les tumeurs utérines énormes ne doivent pas, de par leur volume, être tenues pour inopérables. Bien souvent, on pourra faire une opération radicale là où on pensait ne pouvoir faire qu'une laparotomie exploratrice.

BIBLIOGRAPHIE

BARD, Précis d'anatomie pathologique, 1899.

BIRSCH-HIRSCHFELD, Lehrb. allgem. path. Anat.

BEESTEN, J. Orth Pathologische, anatomische Arbeiten, 1903.

BÉRARD, Echo médical de Lyon, 15 juillet 1896.

BOUILLY, Contribution à l'étude des tumeurs fibro-kystiques de l'utérus (Semaine gynécologique, 1898).

BRAULT, Anat. path. des tumeurs dans le manuel d'hist. path. de Cornil et Ranvier, 1902.

BYFORD, Fibrosarcom of the left horn of the uterus, lungs, pleura, pericardium, rectum, transverse and descending colon and abdominal parietes (American Journ. of. obst. and dis of women aud children, 1887).

CALLENDER, Recurrent fibroid tumour of the uterus with growths of similar character in the pericardium, lungs and body of the sixth cervical vertebra (Transaction of the path. Soc. of London, 1858).

COSTE, Thèse de Paris, 1895.

DELORE et LERICHE, De l'ascite dans les fibromes utérins (Gaz. des hôpitaux, 1903).

DEVIC et GALLAVARDIN, Contribution à l'étude du léiomyome malin avec généralisation viscérale (Revue de chirurgie, 1901).

DRUON, Néoplasmes kystiques de l'utérus (thèse de Paris, 1898-1899).

DUPLAY et RECLUS, Traité de chirurgie, 1896-1899.

DURANTE, Anat. path. du muscle (Manuel d'hist. path. de Cornil et Ranvier, 1902).

FINLAY, Fibromyoma of the uterus, becoming sarcomatous with secondary Growths in pleura, heart and kidney (Transactions of the path., Soc. of London, 1883).

Franqué, Uber Sarcoma uteri (Zeitschrift für Geb. und Gyn., 1899).

Gangolphe et Duplan, Tumeur maligne à fibres musculaires lisses du petit bassin (Presse médicale, 1898).

Gebhardt, Myoma uteri in Handbuch für Gynaekologie von Veit.

Gessner, Sarcoma uteri, id.

Gouilloud, Observations de fibromes négligés (Lyon médical, 1896).

Gouilloud et Molard, Cancer musculaire de l'épiploon et de l'estomac (Lyon médical, 1896).

Gusserow, Ueber Sarkom des Uterus (Archiv. für Gyn., 1870, vol. I).

Hanot et Gilbert, Etude sur les maladies du foie, Paris, 1888.

Jurgens, Ueber fibromyoma malignum (Berlin. klin. Wochens., 1881.

Klebs, Allgemein path. anat.

Krische, Ein Fall von Fibromyon des Uterus mit multiplen Metastasen bei einer Geisteskranken (Inaug. dissert. Gottingen, 1889).

Kurz, Deutche Zeitschrift für pract. Med., 1877.

Langherans, Berlin klin. Gesellschaft, 1893, in Paviot et Bérard.

Laurent, Fibromyomes du rein et corps fibreux de l'utérus (Bulletin de la Soc. anatom. de Paris, 1876).

Le Dentu et Delbet, Traité de chirurgie, 1896-1901.

Mastny, Zur Kenntniss der malignen Myome des Uterus (Zeitschrift für Heilkunde, 1901).

Morpurgo, Uber Sarkormâhnlische und maligne leiomyome (Zeitschrift für Heilkunde, 1895).

Orthmann, Uber Myosarcoma Uteri (Centrablatt für Gyn., 1886).

Ott, Annales de gynécologie, 1895.

Paviot et Bérard, Du cancer musculaire lisse en général et de celui de l'utérus en particulier (Archives de médecine expérimentale et d'anatomie pathologique, 1897).

Péan, De la prétendue bénignité des fibromes utérins (Annales de gynécologie, 1893).

— Traité des tumeurs de l'abdomen, 1899.

Pick, Zur Histogenen und Classification der Gebarmenter Sarcome (Archiv für Gynackol., 1895).

Pilliet, Evolution sarcomateuse de fibromes utérins (Bulletin de la Soc. anat. de Paris, 1894).

— Etude sur le sarcome de l'utérus, 1896.

Pozzi, Traité de gynécologie, 1897.

Raymond, Sarcomes du corps de l'utérus généralisés (Progrès médical, vol. 9, 1881).

Ritter, Ueber das Myosarkom des Uterus (Inaug. dissert., Berlin, 1887).

Térillon, Sarcomes de l'utérus (Progrès médical, 1891).

Thomas (G.), Traité clinique des maladies des femmes, 1879.

Tripier, Traité d'anatomie pathologique générale, 1904.

Ulesko-Stroganowa, Ueber das maligne Uterus-Myom (Leiomyoma malignum Uteri (Monatschr. f. Geb. und Gyn., 1903).

Waitz, Deutchen. Med. Woch., 1891.

Werth, Pseudo-myxoma peritonei (Archiv f. Gyn., Bd. 24).

West, Lectures on the diseases of women, 1870.

Wirshow, Traité des tumeurs, 1871.

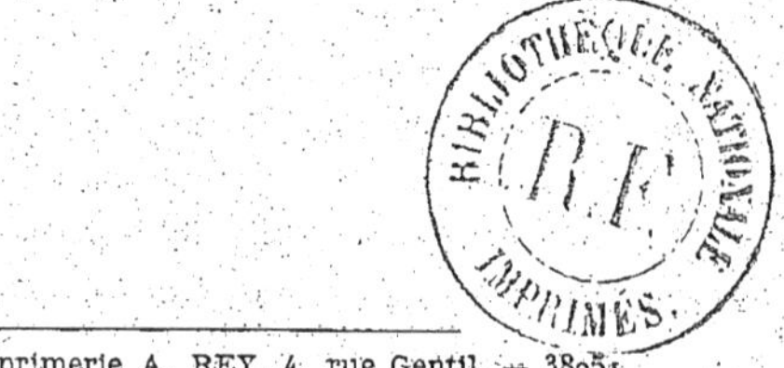

Lyon. — Imprimerie A. REY, 4, rue Gentil. — 38051

www.ingramcontent.com/pod-product-compliance
Ingram Content Group UK Ltd.
Pitfield, Milton Keynes, MK11 3LW, UK
UKHW021107260726
13994UKWH00002B/757

9 782329 126425